「片頭痛」からの卒業

坂井文彦

講談社現代新書

2478

はじめに

この本は、「頭痛で悩んでいる人の人生を変える」方法を書いたものです。

私は40年にわたり、10万人以上の頭痛に悩む方々の治療を行ってきました。日本初の頭痛センターや専門クリニックで患者さんとお話ししています。日本頭痛学会や国際頭痛学会理事長として、世界の名だたる研究者たちとともに、「頭痛のチャンピオン」といわれる「片頭痛」をはじめとするあらゆる頭痛の研究の最前線に立ってきました。

一口に「頭痛」と言っても、実にさまざまなタイプがあります。国際頭痛学会が基準にしている、世界の頭痛学の権威がまとめた『国際頭痛分類・診断基準』（2018年第3版）によれば、なんと367種類もあります。

「頭痛」とはその言葉が示す通り、「頭部が痛む」という症状名です。私は、367種類のほとんどの患者さんと向き合ったことがあります。

くも膜下出血や脳腫瘍など、MRIスキャンなどの画像診断ですぐ判明する脳の病気で、救急車を呼ばなければならない命に関わる頭痛もありました。これは「二次性頭痛」と分類されます。

ただ、私が最も多く関わってきたのは、画像診断ではわからない、そして本人にしか痛みがわからない、繰り返し起きて、皆さんを悩ませ続けている頭痛です。「慢性頭痛」、あるいは「一次性頭痛」と総称されているものです。

慢性頭痛は、「片頭痛」「緊張型頭痛」、二つとも混在したような「慢性片頭痛」、さらに中でも痛みのひどい「群発頭痛」などに分類されます。

３６７種類というのは非常に細かい分け方ですが、皆さんの頭痛のほとんどは、おそらく治せるものばかりでしょう。

厄介なのは、これら慢性頭痛の痛みに悩む患者さんの脳の検査をしても異常がはっきりわからなかったこと。そのためずっと医学的に、そして社会の中でも軽く見られてきたのです。

この本は、こうした頭痛に悩む多くの人が、頭痛を正しく理解して自分の力で治せるようにするものです。

「頭痛」――その中でも「慢性頭痛」のメカニズムは、「脳の不思議」を解明する、まことに興味尽きない壮大な物語だと思います。人間がどのようなシステムで生きているか、生命の神秘をめぐる旅です。私はそれに魅せられ、40年間研究を続けてきました。

たとえば、慢性頭痛の中の一つである「片頭痛」です。これは症状ではなく、一つの立派な病名として、脳や神経、血管に起こる病気に分類されています。

この「片頭痛」の鍵を握るのが、人間の体のリズムや睡眠、体温調節に重要な役割を果たすセロトニンという脳内物質です。セロトニンの分泌量の低下が、脳の血管を急激に拡張させ、その結果、頭痛を引き起こしています。

現在、「片頭痛」で悩んでいる方々が日本でどれくらいいるのか。我々が行った大規模な疫学調査の結果では、15歳以上の日本人のうち840万人が「片頭痛」持ちで、さらに14歳以下の小児を加えると、その数はほぼ1000万人。なんと日本人のうち10人に1人が「片頭痛」で悩んでいる計算になります。「片頭痛」はもはや特別な病気ではありません。誰でもかかる病気です。さらに付け加えると、そのうち約7割の人々が、激しい痛みに耐え切れず、寝込んだり、嘔吐したりして仕事や家事、勉強に支障をきたしています。

今、世界の研究者たちは、寝る間も惜しんで特に「片頭痛」を研究しています。「片頭痛」のメカニズムのさらなる解明と、画期的な治療薬の開発に取り組んでいます。研究者たちの間ではこんなことが言われてきました。

「インフルエンザと片頭痛の画期的な薬を開発すればノーベル賞は間違いない」

私は年に10回ほど、世界で開催される学会に参加して、研究者たちと最新の研究結果について議論を重ねています。ある日、脳研究の権威でもあり、私の友人でもある米国の著名な教授が、私が「片頭痛」の本を書いていることを知って、こう言ってくれました。

「ドクター・サカイ、その本はとても興味深い。その本は片頭痛研究の権威が書いた、『偏頭痛百科』以来、世界初になる本じゃないか」

『偏頭痛百科』とは、1970年に、その名の通り、「片頭痛」の専門書として世界で初めて出版されたものです。実際に「片頭痛」の治療にあたっている医師が、「片頭痛」の歴史や症例、発症のメカニズム、そして激痛に苦しむ患者に対するさまざまな考察を記した素晴らしい本です。

著者はイギリスの精神科医、オリバー・サックス医師（2007年より米国コロンビア大学医科大学院教授）。「あッ！」と、声を上げる方がいるかもしれません。

第63回アカデミー賞において作品賞と主演男優賞、脚色賞の3部門でノミネートされた『レナードの朝』。そうです。米国が誇る名優、ロバート・デ・ニーロとロビン・ウィリアムズのコンビの名作映画です。

ストーリーは、人付き合いが極端に苦手な医師（ロビン・ウィリアムズ）が、ブロンクスの慢性神経精神病患者専門病院に赴任してきたシーンから始まります。

〈患者との付き合いに悪戦苦闘する毎日の医師。医師はある日、最も重症の患者、寝たきりのレナード（ロバート・デ・ニーロ）に、未承認の新薬を使うことを決断します。なかなか成果が表れないなか、ある夜、奇跡が起こります。レナードが30年ぶりに目覚め、医師と言葉を交わし、2人は抱き合う……〉

この映画の精神科医のモデルこそ、オリバー・サックスその人です。『レナードの朝』は、オリバー・サックスが治療記録を基に書いたノンフィクションを映画化した、感動的な作品です。

オリバー・サックスは私にとって師とも仰ぐ研究者です。

オリバー・サックスと同様、私も頭痛専門のクリニックで頭痛に悩むたくさんの患者さんの診察に当たっています。毎日、患者さんたちと向かい合い、医師である私が逆に驚かされ、励まされる奇跡にいくつも立ち会っています。

たとえば、こんな場面があります。

診察の途中で、患者さんがいきなりこう言ったのです。

「先生、私ダイエットしていて、毎日体重を計っています。でも、時々、不思議なことが起きます。ある日、突然、５００グラムも体重が増えるんです。そうすると、その後で必ず片頭痛が起きます。

その時は先生からいただいた片頭痛の薬を飲んで、あとは我慢して、じっと横になったりしています。ところが、１日半くらいすると、なぜか急に尿の量が、自分でもびっくりするほど増えて出るんです。その尿が出ると、またなぜか頭痛がスーッとなくなるんです。先生、これ、片頭痛となにか関係あるのでしょうか？」

びっくりしました。私は思わず患者さんにこう言いました。

「凄い。それ、大発見ですよ。実は、片頭痛の研究で、片頭痛のジェネレーター（震源地）である視床下部から隣り合わせに位置する脳下垂体後葉部分に片頭痛信号が伝わると、脳下垂体後葉部分から抗利尿ホルモンが放出され、尿量が減少し、それが原因で〝全身がむくむ〟という仮説があるのです。つまり、増えた体重500グラムが、その片頭痛による〝むくみの量〟ということですよ。視床下部から〝片頭痛終わり〟の信号がでると、今度は抗利尿ホルモンが低下して、堰を切ったように尿が出て片頭痛が治まった。凄い。これは世界初の大発見です」

患者さんと一緒になって興奮したのを、今でもよく覚えています。

私たちの頭痛についての研究は、患者さんと一緒に取り組んでいくものです。そこで私がいつも患者さんにお話しすることがあります。

「頭痛ダイアリーを記入してみませんか？ 簡単でいいのです」

頭痛のつらさ、痛みの感じは、なかなか他人に正しく伝えられず、わかってもらえないものではないでしょうか。頭痛ダイアリーは医師と患者さんを結ぶ、最強アイテムです。

患者さんが記録したダイアリーから、医師である私自身が教わること、頭痛について発見することも多く、私が研究を続ける最大のエネルギー源になっています。

再度申し上げますが、この本は自分の頭痛を正しく理解して、自分で治す極意をお伝えするものです。

なかでもメインは「片頭痛」です。

片頭痛のメカニズムの解明、症例、自己診断法、最新の治療法、薬の正しい使用方法、画期的な治療薬の話が、この本の中にすべて書かれています。さらに、私が発見した自分で頭痛を治す簡単な方法、世界初の「片頭痛予防体操」「緊張型頭痛体操」を、ご紹介しています。

私の診察室には、今も多くの患者さんが頭痛の悩みを抱えて来ています。彼らは次のように訴えます。

「朝、頭痛で起きられないと上司に伝えても、『また会社をサボるのか！』と怒って、まったく理解してくれない」

「こんなにつらい頭痛が20年も続いている。片頭痛は遺伝によるものだから、一生治らないだろう、と言われた」

「新婚旅行で初めて海外に行ったら、激しい頭痛に襲われ、一晩中吐き続けていた。覚えているのは泊まったホテルの便器のことだけ。結局、それがもとで離婚した。頭痛が怖くて男性と付き合えなくなった」

「会社が休みの日に限って、なぜか朝から頭痛が始まる。家族で楽しみにしていたプランがいつもブチ壊しになる。頭痛もつらいけど、もっとつらいのは、『パパは僕たちと遊ぶのが嫌いなんだ』と子どもから言われ、『あなたは家庭生活が嫌いなのね』と、妻が怒り、最近は離婚まで口にし始めた。このままでは家庭が崩壊してしまいます」

しかし、もう大丈夫です。本書をお読みいただければ、片頭痛をはじめ、皆さんが悩んでいる頭痛の正体がわかり、正しい治療法もわかります。きっと安心していただけるはずです。

目次

診断できる／頭痛と積極的に向き合うことが大切／片頭痛は治るのか、遺伝なのか／片頭痛は誘因を見つければ自分で予防できる／土日に片頭痛を起こさない方法／なぜ「偏頭痛」でなく「片頭痛」か／片頭痛と縄文人／なぜ女性に片頭痛が多いのか

イラスト　中川原 透

序章　片頭痛持ちだった歴史上の人物

聖パウロの「神のお告げ」は片頭痛の前兆だった

人類が誕生したのは、今から700万年前とも言われています。その人類が初めて石を道具として削り、土器を作り、農耕を始め、今日につながる文明社会へ、飛躍的なスピードで突き進み始めたのは、わずか1万年前のことです。

それでは、片頭痛はいつ頃から人類を悩ませていたのでしょうか。

実は、人類の文明史の舞台に登場する歴史的人物が「片頭痛に悩んでいた」という記録が、たくさん残されています。

驚くことに、最新の医学的見地からその人物の片頭痛の記録を洗いなおすと、その人物の人生が、まったく違った新たな姿を見せることがあります。

たとえば、今から約2000年前には、「片頭痛は神のお告げだ」と思われていました。

まず、この症例から始めましょう。

最初にご紹介するのは、聖パウロです。

聖パウロ（西暦?～64年頃）はキリスト教発展の基礎を築いた使徒、聖者として知られています。新約聖書の著者の一人として、今でも絶大な評価を受けています。

たとえば、キリスト教式結婚式では、神父は結婚の誓いをたてる2人に、「愛は寛容で（中略）すべてを望み、すべてを耐える」という祝福の言葉を与えています。この言葉は新約聖書に収められた「コリント人への第一の手紙」の第13章、「愛の賛歌」の中の一節です。この「コリント人への手紙」こそ、聖パウロが残した書簡で、聖パウロはここで「耐える」ことの大切さを説いています。

この聖パウロについて、1995年、ドイツのキール大学頭痛センターのハルトムート・ゲーベル博士が、医学雑誌に興味深い驚きの分析結果を発表しています。

これまで、聖パウロ覚醒の物語は次のように信じられてきました。

〈パウロはもともと熱心なユダヤ教徒で、キリスト教徒を忌み嫌い、迫害する側にいた。ある日、ダマスカスへ向かう旅の途中、パウロはいきなり全身を打たれるような凄まじい閃光を浴びて倒れ、目が見えなくなった。その時、「パウロよ、なぜ私を迫害するのか」というイエスの声が聞こえた。パウロは神の力にふれ、目が見えるようになった時、キリスト教徒になった――〉

有名な「パウロの回心」の一場面です。

聖パウロは閃光を神のお告げと信じました。記録によれば、聖パウロはそれ以前にも、閃光を経験していて、その後に必ず激しい頭痛が起こり、悩まされていました。この激しい頭痛を「悪魔の使い」と信じていたようです。

ゲーベル博士は聖パウロの記録を詳細に検証し、驚くべき結論を導きだしました。聖パウロは「片頭痛」持ちだった、と。

聖パウロがキリストのお告げと信じた閃光は、実は、片頭痛が始まる前兆として知られた症状の一つなのです。医学用語でいえば「閃輝暗点（せんきあんてん）」です。私の診察室を訪れる片頭痛の患者さんの3割くらいの方が、この閃輝暗点を経験しています。

視界の中に閃光が現れ、それがどんどん大きくなって、閃光以外に何も見えなくなって、その後、凄まじい頭痛が襲う。これが閃輝暗点です。

残念ながら、現代の医学をもってしても、閃輝暗点の全容はいまだ解明されていません。ただし、次のことはわかってきました。

閃輝暗点が起きる時、脳の視覚中枢（後頭葉）でカルシウムが脳細胞に勢いよく流れ込む。その部分の細胞がまず興奮し、それが次第に次々と周囲に、まるで水面に生まれた波紋のように拡がっていく。それが人間には「閃光」のように見えるのではないか――。

医学技術の驚異的な進歩で、最近では、後頭葉で起こる閃輝暗点の現象を実際の映像で見る検査法も可能になってきました。

聖パウロ以降も約2世紀近く、片頭痛は「神秘的なもの、精神的なもの」と信じられていたのです。

後白河上皇「とかくこの世は肩がこる」

次は、後白河上皇（1127～1192年）です。

後白河上皇が頭痛持ちであったことは、多くの史料に記されています。

後白河上皇は、藤原氏、平氏、源氏を手玉にとり、「院政」（天皇在位時から数えると37年間も実権を握っていた）を敷き、平氏と源氏を戦わせ、最後には、権勢を振るった平清盛と平氏討伐の最大の功労者源義経を言葉巧みに葬り去り、歴代天皇の中でも最強の政治力を発揮した天皇といわれています。鎌倉幕府を作ったあの源頼朝が「日本国第一の大天狗」と罵ったほどの人物です。

ご記憶でしょうか。NHKは2005年、アイドルの滝沢秀明を主演に大河ドラマ「義経」を放映しました。その中に私にとって極めて印象的なシーンがありました。名優、平幹二朗演ずる後白河上皇が、源平対立の激しさにほとほと呆れ果てて、こう漏らすのです。

「とかくこの世は肩がこる」

ドラマでの後白河上皇の肩こりは単なる「肩こり」以上につらそうでした。実は、肩から首にかけて強く痛む「こり」は「片頭痛」の前触れの一つです。最近の研究で明らかになった「片頭痛」発生のメカニズムです。

さらに、後白河上皇の生涯の中に、我々「片頭痛」研究者にとって、きわめて興味をそそられるエピソードがありました。それが「片頭痛」と遺伝との関係です。

後白河上皇が「よみがえり」の聖地として知られる熊野三山（熊野本宮大社・熊野速玉大社・熊野那智大社）詣でに何度も赴いていたことは有名な話です。ある時、後白河上皇が頭痛平癒を祈願したところ、次のようなお告げが伝えられたといいます。

〈上皇の前世は熊野にあった蓮華坊という僧侶であった。仏道修行の功徳によって今世、天子の位につかれるくらい高貴の方に生まれてきたが、その蓮華坊の髑髏が岩田川の底に沈んでいる。その髑髏を貫いて柳の木が生えていて、風が吹くと柳の木が揺れて髑髏に触れ、上皇の頭が痛むのだ〉（み熊野ねっと「熊野の説話」）

お付きの者に調べさせると、なんとお告げ通り、川底から頭蓋骨が見つかったというのです。後白河上皇はその頭蓋骨と柳の木を京に持ち帰り、柳の木を梁に使って三十三間堂を建て、頭蓋骨は千手観音像に納めたといわれています。

頭痛封じの三十三間堂

三十三間堂は１１６４年、平清盛に建立させたもので、正式名称は「蓮華王院本堂」。お気づきですか。あのお告げに出てきた頭蓋骨の持ち主、後白河上皇の前世である蓮華坊の名から付けられています。三十三間堂は別名「頭痛封じの寺」ともいわれ、後白河上皇の頭痛は、その後治癒したとされています。

今から約９００年前、後白河上皇がいかに頭痛に苦しめられたか、頭痛が治るなら何でもやると、どれほど悩んでいたか、よくわかります。

ちなみに、三十三間堂では現在も、頭痛平癒を祈願する「楊枝(やなぎ)のお加持」法要が毎年、1月中旬の日曜日に行われています。

我々「片頭痛」研究者が注目するのは、お告げの内容です。

頭痛は前世の因縁が原因で起きている――。これは後白河上皇の片頭痛はＤＮＡで受け継がれた遺伝的なものだ、と解釈できます。柳はその片頭痛ＤＮＡです。そして驚いたことに、本当に遺伝的な片頭痛があるのです。

最近の研究では、片頭痛を起こす遺伝子が次々と発見されています。片頭痛は遺伝的な体質を持つ人に、さまざまな誘因が引き金となって起こると考えられるのです。

２００５年に京都で第12回国際頭痛学会が行われ、世界中の頭痛に関わる専門家が集まった時、主催者だった私は、三十三間堂に彼らを招きました。

「1000年近く前の天皇が、自分の遺伝的片頭痛を封じるために建てたお寺です」

そう説明すると、皆さん大喜びでした。

アメリカ大統領は片頭痛持ちが多い

意外なお話を一つ、ご紹介しましょう。

オバマ前大統領が再選を果たした2012年の大統領選挙のときのことです。オバマ大統領の対立候補を決める共和党候補者たちのある討論会で、我々「片頭痛」研究者が飛びつくような質問が飛び出しました。

「米国の大統領は（あなたのような）片頭痛持ちでも激務をこなせるのか」

攻撃されたのは、ミネソタ州のミッシェル・バックマン下院議員です。美人で、保守系草の根運動の「ティーパーティー議員連盟」の創設者、日本でも有名になった女性政治家です。

ただし、失言や事実誤認を繰り返して、当時のFOXニュースは「あなたは変人なのか」と質問し、「ニューズウィーク」誌は表紙に「怒りの女帝」というキャッチコピーをつけて彼女の写真を掲載しました。

実は、ミッシェル・バックマンは「片頭痛」持ちとして有名な女性だったのです。対立候補から「片頭痛発作があっては緊急時に支障を来すのではないか」と攻撃されて彼女は堂々と次のように応えました。素晴らしいです。

「ジェファーソン（第3代）、アダムス（6代）、リンカーン（16代）、グラント（18代）、ウィルソン（28代）、トルーマン（33代）、アイゼンハワー（34代）、そしてケネディ（35代）。みんな片頭痛持ちで、立派な大統領でした」

米国では、大統領にとって片頭痛は国家のために悩んだ証、勲章なのです。

ここで取り上げたいのはジョン・F・ケネディ大統領（1917〜1963年）です。

私はJ・F・ケネディに会ったことがあります。高校3年生の時、AFS交換留学生（公益財団法人AFS日本協会が行っている活動）として、1年間米国のミルウォーキーの高校に留学していました。ある時、米政府が世界各国からの留学生をホワイトハウスに招待してくれました。私たちの目の前に颯爽と現れた時の人が、ケネディ大統領でした。

米国史上最年少の43歳の大統領。全身からオーラが出ていて、輝いていました。しかも、話す言葉の一つ一つに知性とユーモアが溢れている。今となれば笑い話ですが、私はその時、「日本に帰ったら自分も大統領を目指そう」と、本気で思いました。それほど圧倒的な存在感でした。

そのケネディが、生まれつき脊椎に障害を持ち、生涯、腰痛やアジソン病（原発性慢性副腎皮質機能低下症）、潰瘍性大腸炎など多くの病気を抱えていたことは、よく知られています。そして、片頭痛にも悩まされていたのです。

ジョン・F・ケネディはなぜオープンカーに乗ったのか

米国のマサチューセッツ州ボストンに、世界各国から集められた寄付で設立された「ジョン・F・ケネディ図書館・博物館」があります。ここにケネディが上院議員時代の選挙中（1952年）、激しい頭痛に襲われて、医師の診察を受けた記録が残っています。

また、1962年、ホワイトハウスに49人のノーベル賞受賞者と124人の知識人を招いて開いた晩餐会の席上、ケネディは次のような名スピーチを行っています。

「私は、今日お集まりいただいた皆さまが、ホワイトハウスにかつて集められた人知と才能の中で、最も秀逸な集まりだと思います。……トーマス・ジェファーソンがここで、1人で食事をした時を除いては（笑）」

第3代大統領、「アメリカ合衆国建国の父」の一人（1776年の米国独立宣言の起草者）と慕われたトーマス・ジェファーソン。彼をケネディが尊敬していたことが、よくわかります。この時、ケネディは、トーマス・ジェファーソンがいかに片頭痛に苦しんでいたかに触れ、その激痛に耐えながら大統領の職務を全うしたことを称賛しているのです。

敬虔なキリスト教徒であったケネディは、片頭痛が他の病気と同様、神が自らに課した試練だと思いながら、大統領の激務に立ち向かっていたのかもしれません。

「いつ、あのつらい頭痛に襲われるかわからない」という不安が、ケネディの危機管理意識を強くし、だからこそ、キューバ危機、ベルリンの壁の建設など、「米ソ全面核戦争」「第三次世界大戦」勃発の危機に対して、迅速かつ毅然と立ち向かい、強い米国の揺るぎない意志をみせたのだと、私は思っています。

そのケネディの物語の中で、「片頭痛」研究者の私にとって不思議でならないことが一つあります。不可解だと言ってもいいくらいです。それは「片頭痛」持ちのケネディがなぜ、1963年11月22日、テキサス州ダラスで行った遊説で、オープンカーに乗ったかです。

ご存じの通り、ケネディはこのオープンカーでのパレード中に、狙撃されて絶命しました。片頭痛の患者には大きな特徴があります。頭痛がないときも光に過敏で嫌悪感に襲われるのです。事実、ケネディもオープンカーに乗ることは極度に嫌っていました。それなのに彼はなぜ、ダラスでオープンカーに乗ったのか。

ケネディ暗殺事件については、リー・ハーヴェイ・オズワルド単独犯行説、米国情報機関CIAの陰謀説など、諸説ありますが、こうした医学的見地からのアプローチがまったくないのは誠に残念でなりません。

ケネディ大統領夫人、ジャクリーン（1929〜1994年）も片頭痛に悩んでいた、という話があります。

ジャクリーンは、長女のキャロライン（前駐日米国大使）と第2子で長男のJFKジュニア（弁護士・雑誌発行人。墜落事故死）の出産後に片頭痛が悪化したというのです。第2章で詳述しますが、これは女性の片頭痛では「おきまりのパターン」となっています。

残念ながら、ジャクリーン・ケネディの片頭痛については確実な証言はありません。ただ、あるパーティーで早めに暇乞いをする時、彼女は参加者らに「ひどい頭痛がするの」と説明した一方、パーティーの主催者である義理の妹（ロバート・ケネディの妻）には「生理だったの」と、後日、打ち明けたという記録があります。

女性に一番多い月経関連片頭痛と考えられます。さらに、彼女は主治医からアミタールという強い鎮静剤（軽い麻酔作用がある）を頻繁にもらっていたという記録もあります（タラボレッリ著『ジャッキー、エセル、ジョーン　ケネディ家に嫁いだ女たち』）。ジャクリーンが片頭痛であったことは、この点から見ても間違いないと思います。

第１章　三大慢性頭痛を見分ける

頭痛にはさまざまなタイプがあります。まず頭痛の見分け方という医学的な話をしましょう。

片頭痛は一次性頭痛の一つ

皆さんが日頃悩まされている頭痛が片頭痛なのか、違う頭痛なのか。まずはそこを見極めなければなりません。ラクになる方法も、日頃の予防策も、違うからです。たとえば、仕事のストレスが原因で起こる頭痛もあれば、ストレスから解放されたことが遠因になる頭痛もあるのです。

国際頭痛学会が刊行した『国際頭痛分類・診断基準』の第3版（２０１８年）は頭痛を３６７種類に分類していますが、その一つ一つに「どの種類の頭痛か」を判断する診断基準が付けられています。

その中には、比較的軽くて良性の頭痛もありますが、逆に極めてつらい頭痛、しかも治療が難しくて生命の危険を伴う頭痛もあります。多種多様です。「ＭＲＩ（核磁気共鳴画像＝臓器や血管を撮影）の検査で、脳の画像診断をして異常がなければ心配ない」というほど単純な話ではありません。

「頭痛のタイプは367種類ある」と報告したのはドイツのハルトムート・ゲーベル博士ですが、その367種類のうち一次性頭痛が92種類、二次性頭痛が180種類、神経痛・顔面痛が30種類、その他が65種類となっています。

一次性頭痛とは、慢性頭痛あるいは「頭痛持ちの頭痛」とも呼ばれ、「頭痛そのものが病気」の頭痛です。片頭痛、緊張型頭痛、群発頭痛が三大慢性頭痛で、最近は片頭痛と緊張型頭痛が混合しているケースも増えてきています。

二次性頭痛とは、何か他に病気やはっきりとした原因があり、その「症状」として起こる頭痛のことをいいます。くも膜下出血や髄膜炎などの病気の症状として起こる頭痛で、通常は原因となる病気そのものの症状があります。しかし、時には頭痛だけが症状として現れ、本来の病気の症状がはっきりしないケースがあります。

たとえば、くも膜下出血を起こす原因である動脈瘤が、初め少しだけ出血する時などがそうです。広範なくも膜下出血を起こす大出血の前触れとして、脳動脈瘤の一部から少しずつ小出血が起こることがあります。1～2週間のあいだに2～3回起こる動脈瘤破裂の警告です。もちろん、前触れなく最初から大出血が起こることも少なくありません。

前触れ出血をすると急に頭痛が起こり、1～2時間、脈打つ痛みが続きます。いったん痛みがなくなるので「片頭痛かな」と思ってしまいがちです。よほど高精度のＭＲＩやＣＴを使った脳検査でないと少量の出血はわかりません。そのまま放置して、動脈瘤が破裂して大出血を起こすと、それこそ命に関わることにもなります。

もっとも、

「とにかくひどい頭痛がするんです。脳腫瘍か何かの前兆でしょうか、すごく心配です」

ときどき、患者さんからこう聞かれるのですが、こうしたケースの場合は、あまり心配しなくてもよいことがほとんどです。

なぜでしょうか。脳腫瘍で頭痛が起きるのは、腫瘍が大きくなり、周りの脳や脳を守っている髄膜などを圧迫するためです。頭痛が起きる前に脳腫瘍の症状である、歩くときふらつく、ろれつが回らない、ものがダブって見える、手足に力が入らないなどといったことに気が付くはずです。そういう症状のない頭痛には脳腫瘍の心配は、まずないのです。

痛みの起こり方と経過で頭痛を見分ける

頭痛に悩んで私のもとを訪れる患者さんに、症状を聞くとおおむね次の3種類です。

「月に何回か、ズキズキ脈打つような激しい痛みが来ます」

「毎日、なんとなく頭の両側が重い感じで気分がすぐれません」

「一日1回2時間くらいの猛烈な痛みが1ヵ月くらい続きます」

患者さんのこんな説明を聞くと、私は、それぞれ全然違う頭痛を思い浮かべます。最初が片頭痛、2番目が緊張型頭痛、3番目が群発頭痛、いわゆる三大慢性頭痛です。

受診者の全体としては片頭痛が多いのですが、その片頭痛にしても百面相さながらでいろいろなタイプがあります。さらに長期間にわたって痛み止めの薬を飲んでいたりすると、頭痛の姿が変容してしまい、まったく違って見えます。たとえば、片頭痛の代表的な姿である「いつも脈打つ頭痛」が、「ギューッと締め付ける頭痛」に一変してしまいます。

主な頭痛の違いを、起こり方と経過で分類すると次のページの図のようになります。

それぞれの頭痛のタテ軸は痛みの強さを示し、ヨコ軸は頭痛の起こり方と経過を示しています。ヨコ軸の時間スケールはそれぞれ異なっています。上の四つが一次性頭痛です。三大慢性頭痛と呼ばれる片頭痛、緊張型頭痛、群発頭痛に慢性片頭痛を加えています。まずこちらから説明しましょう。

片頭痛は、週に2回から月に2回程度の頻度で繰り返し起こる発作性の頭痛です。ズキンズキンと脈打つ痛みが4時間から、長いと72時間も続きます。頭の片側に起こることが多いのですが、両側に起こることもあります。痛みがないときはケロッとしています。

緊張型頭痛は、一日中頭の重さ、圧迫感が続きます。気分が晴れることがありません。

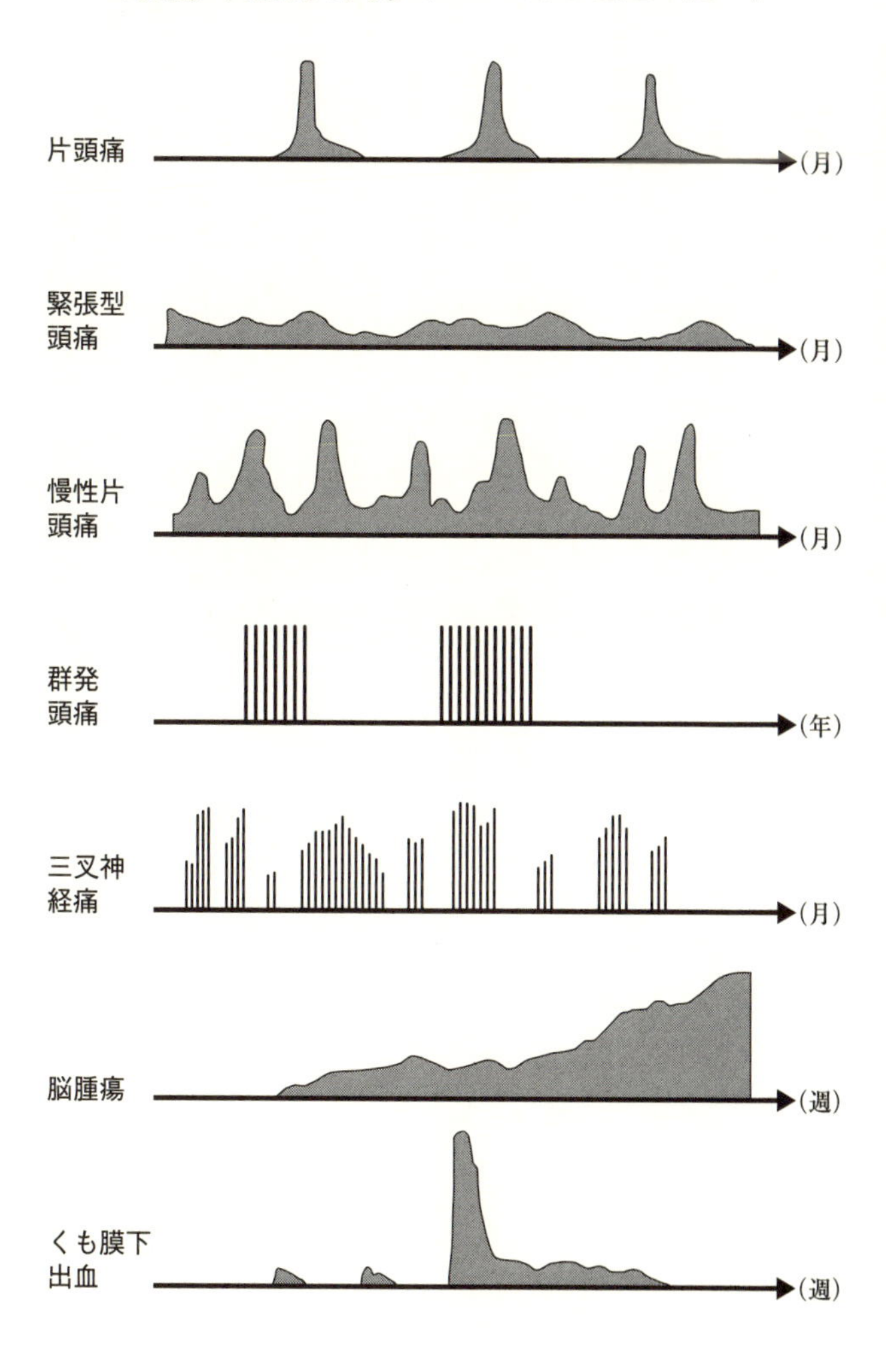
頭痛の見分け方（起こり方と経過の違い）
片頭痛
(月)
緊張型
頭痛
(月)
慢性片
頭痛
(月)
群発
頭痛
(年)
三叉神
経痛
(月)
脳腫瘍
(週)
くも膜下
出血
(週)

毎日のように頭重感、締め付け感があります。『国際頭痛分類』では、毎日続くようなものを慢性型、月の半分未満続くものを反復型と分けています。

慢性片頭痛は片頭痛が慢性化した状態です。頭痛の頻度が増すだけでなく、片頭痛のない日も片頭痛が変容したような、緊張型頭痛にも似た頭痛がよく起こります。スッキリする日がありません。緊張型頭痛が慢性になった場合と違い、週に2〜3日はひどい頭痛（片頭痛）が起こります。

群発頭痛は1〜2ヵ月間に頭痛が群発するものです。この期間中は毎日のように頭痛が起こります。片側の目の奥がえぐられる痛みが毎日1〜2時間続きます。

この四つが一次性頭痛の代表格です。片頭痛も緊張型頭痛も、自分で予防や治療が可能ですが、方法がまったく異なるので見分けることが重要になります。

二次性頭痛の見分け方

前ページの図の下の三つが二次性頭痛です。

二次性頭痛の代表格は神経痛で、三叉神経痛と大後頭神経痛とがあります。どちらもズキーンと鋭く走るような瞬間的な痛みが断続的に起こり、数時間から1ヵ月続きます。

三叉神経痛は片側の顔面の下3分の2に強い痛みが出るのが特徴で、瞬間的ですが頻回に起こり、ホッとする暇がありません。話したり、食事をするときの口やあごの動きがきっかけで起こるつらい頭痛です。通常は神経痛を抑える薬でコントロール可能です。三叉神経が脳の血管で圧迫刺激されている場合は、手術が有効です。

大後頭神経痛は、片側の後頭部に鋭い痛みが断続的に起こります。瞬間的ですがかなり鋭く、一瞬首をすくめるほどの痛みです。頭皮の表面を走る神経の痛みですので、髪に触れたり、冷たい風などの刺激でも痛みが起こります。

脳腫瘍や慢性硬膜下血腫などが原因の頭痛は1～2週かけて徐々に強さが増すケースが多いです。腫瘍や血腫（血液のかたまり）の増大とともに脳の圧が高まり、次第に周囲を圧迫して起こる頭痛で、トイレでいきんだりすると脳圧が上昇し痛みがひどくなります。頭痛よりも、脳が圧迫されて出る症状（手足の麻痺、歩行障害、ろれつが回らない、ものがダブって見えるなど）が先に起こるのが特徴です。一次性頭痛と見分ける場合の大事なポイントは、頭痛以外にどんな症状があるかです。

慢性硬膜下血腫は頭部打撲の後、静脈からの出血が少しずつでも持続すると、1ヵ月後くらいには血腫が大きくなり脳を圧迫するほどになると頭痛が始まります。高齢者に起こりやすいので、手足の麻痺など頭痛以外の症状に気が付かないこともあり、注意が必要です。

くも膜下出血が原因の頭痛は脳動脈瘤が破裂して起こり、今までに経験したことのない、いわゆる雷鳴頭痛、雷に打たれたような突然の激しい頭痛が起こります。「今まで経験のない頭痛」、「初めて経験した頭痛」の場合は病院で検査を受けるべきです。

通常はMRIやCT検査で出血がわかります。出血が極めてわずかで、髄液検査が必要なこともあります。二次性頭痛の原因疾患を見逃さない注意が必要です。詳細は第9章にまとめてあります。

三大慢性頭痛の特徴

三大慢性頭痛である片頭痛、緊張型頭痛、群発頭痛は、31ページの図で示したように痛みの出方、頻度などがすべて違っています。痛みが起こるメカニズムがまったく違うからです。その特徴を次のページにイラストで示しました。痛みの起こるメカニズムが違うということは、当然、それぞれに効果的な治療も違うということです。ですから、まず、皆さんの慢性頭痛がどのタイプなのか、それをしっかり把握することが何よりも大切です。

片頭痛は頭の片側がズキズキと脈打つように痛むものです。

頭の両側が痛むこともあります。頭痛が起こっている時は、音や光に過敏になり、周囲がうるさく感じられたり、急に明るい所に出ると、痛みがさらにひどくなったりします。

また、体を動かすと痛みが強くなります。痛みがやってくると、吐き気をもよおすなど、

三大慢性頭痛の違い

片頭痛	緊張型頭痛	群発頭痛
頭の片側がズキズキ痛む	頭が締め付けられるよう	片側の目の奥が強く痛む
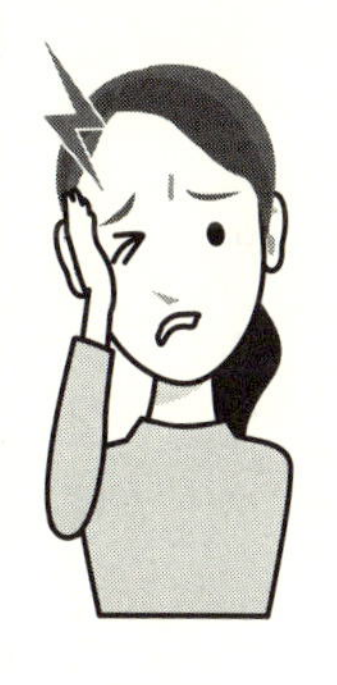	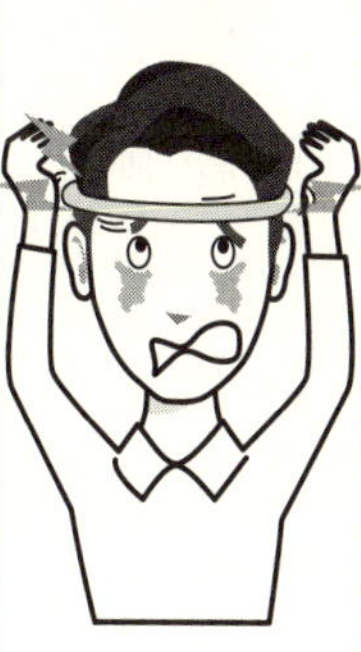	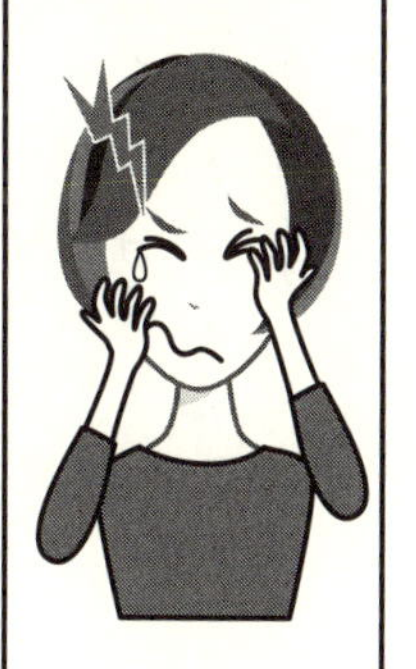
●月に数回 ●吐き気や嘔吐 ●光や音に敏感	●ほとんど毎日 ●肩や首がこる ●フワフワしためまい	●年1～2回で1ヵ月程続く ●片側の目の充血、涙 ●アルコールで誘発
動くとつらい	運動で紛れる	じっとしていられない

日常生活に支障をきたすほどひどい場合も多くあります。

緊張型頭痛は、頭の両側が鉢巻きで締め付けられるような痛みが、毎日のように続いたりするものです。

やたら肩や首筋がこりますが、片頭痛に比べると、日常生活に著しく支障をきたすほどではありません。フワフワしためまいがあったりしますが、体を動かすことで痛みを紛らわせることができます。

群発頭痛は、一方の目の奥をえぐられるような鋭く強い痛みが走るのが特徴です。

痛む側の目が充血し、その側の目だけから涙が出ます。眠っていても痛みで目が覚め、じっとしていられないほどの激しい痛みです。突然の痛みで、1～2時間続きます。それが1～2ヵ月の間、毎日起こります(群発期)。群発期間中は、アルコールを飲むと必ず頭痛が起こるのが特徴です。

片頭痛と緊張型頭痛の違いを見分ける

片頭痛の痛みは体を動かすとひどくなります。それに対して、緊張型頭痛は散歩など軽く体を動かす運動で痛みが紛れます。

片頭痛と思われる患者さんに、

「頭痛のときは、静かな暗い部屋でじっとしているほうがラクですか？　それとも少し動いたほうがよいですか？」

と、聞いてみます。

「動くとつらいです。というより、動きませんので、動くとひどくなるかどうかすらわかりません」

だいたいこんな答えが返ってくれば、片頭痛で間違いないと判断できます。

三大慢性頭痛の中で、片頭痛は動くのも耐え難い激しい痛みが特徴です。その痛みはいったいどこから来るのでしょうか。

片頭痛は、頭の中の血管が拡張して、その周囲に炎症が広がることが、脈打つような痛みの原因です。片頭痛が起きているときに体を動かすと、血行がよくなってしまい、血管がさらに拡がり、痛みがひどくなるのです。

一方、緊張型頭痛は、人間関係などの精神的ストレスや、長時間のデスクワークなど不自然な姿勢を続けることによる身体的ストレスで、首や頭の筋肉が収縮したり、血行が悪くなり、筋肉に疲労物質や痛み物質がたまることで起こります。ですから体を動かして血行をよくしたほうが痛みが軽減します。

おわかりいただけるでしょうか。痛みのメカニズムが正反対なのです。

片頭痛と群発頭痛は血管が拡張して起こり、緊張型頭痛は血管や筋肉が収縮することに関係があるのです。頭痛が起こる原因が正反対なのですから治療方法も正反対となります。当然、処方されるべき薬も違います。

痛み方の違いがわかればよいのですが、わからないと、間違った治療法を続けたり、誤った薬を飲まされ続けたりすることにもなりかねません。ですから、まずは自分の「頭痛」が、片頭痛なのか、緊張型頭痛なのか、あるいは群発頭痛なのか、そこを間違いなく把握しなければいけないのです。

しかし厄介なことに、「片頭痛に緊張型頭痛が加わり両者が混在するタイプ」、また「片頭痛がかなり頻回に起こり、一部の片頭痛が典型的な片頭痛の症状を呈さなくなる（変容する）タイプ」が増えてきました。慢性片頭痛です。緊張型頭痛の増加や、片頭痛が姿を変え増加すると、片頭痛と緊張型頭痛との違いがますます見分けにくくなります。ストレスの増加、鎮痛薬を安易に飲みすぎるなどの現代の社会状況が原因の一つです。

悪玉頭痛の慢性片頭痛で頭痛外来はパンク状態

慢性頭痛の中でも、一番多くの人々を苦しめているのが片頭痛です。

その中でも最近注目されるようになったのが慢性片頭痛です。悪玉頭痛の代表格です。

日本で何人の方々が慢性片頭痛で悩んでいるか、詳しい調査報告はまだありません。しかし、私の外来を受診される方を調査した結果では片頭痛の3人に1人が慢性片頭痛に苦しんでいます。私が関わる埼玉国際頭痛センターなどの「頭痛外来」では、患者さんがパンク状態になるほど増えており、特に「慢性片頭痛」が猛威を振るい始めている、というのが実感です。

「先生、片頭痛が毎日起こります。何年か前に片頭痛が始まったころは、ときどきだったのに、最近は毎日です。脳に病気が起こったのではないか、心配です」

という方が、最近急激に増えているのです。

片頭痛は毎日は起こらないはずなのに、慢性化して毎日のように頭痛が起こるようになる。それが「慢性片頭痛」です。片頭痛以外の頭痛が混在する厄介な頭痛です。単に片頭痛と緊張型頭痛とが混合しただけの頭痛ではなく、片頭痛が頻発して脳を変化させ、片頭痛を更に多くし、痛み方を変えてしまうと考えられています。

痛み止めの薬の飲み過ぎも関係します。痛み止めの薬が脳の痛み調節系（痛みの番人のセロトニン）の機能を低下させ、痛みを起こしやすくするとみられています。実際に片頭痛の脳の画像検査では、片頭痛の慢性化により、脳の細胞部分が減少することが報告されています。まさに悪玉片頭痛です。

頭痛ダイアリーで自分の頭痛を知ろう

このように、頭痛がどんどん複雑なものになってきています。皆さんの頭痛が、どのタイプなのか、混在型なのか違うのかを、確実に医師に判断してもらわないといけません。

「毎日が片頭痛のようです」

そう言われる患者さんを、慢性片頭痛と正確に診断するには、日々の頭痛の様子を患者さんが日記をつけるように記録した「頭痛ダイアリー」が必須です。ダイアリーに「動くとひどくつらい片頭痛」、「動けるがとてもうっとうしい頭痛」といった記述が繰り返されれば、悪玉頭痛になっているだろうと診断できます。

痛みを伝えるのに一番いい方法として、私は患者さんに「頭痛ダイアリー」をつけることを強くお勧めしています。

「私の頭痛のこの痛みは誰にもわかってもらえない。それどころか自分でもなんだかわからなくなってきた」

こう感じる方は多いと思います。クリニックでもお話しすると、皆さん、うなずかれます。私はそのあとで、頭痛ダイアリーが頭痛の正確な診断や治療計画を効率よく進めるために、いかに役に立つかを、お話しししています。

「頭痛ダイアリー」は別に難しいものではありません。頭痛の起こり方や痛みの強弱、痛みが続いた時間、その時飲んだ薬など、頭痛の時に起こったことを、日記のように記録するだけでいいのです。そうすれば、自分の頭痛がどのタイプなのか、それが明確にわかります。

「頭痛ダイアリー」に、仕事の忙しさ、ストレスを感じたこと、天気や温度、湿度、月経期間などを記入しておくと、どんな時に頭痛が起こりやすいか、そうしたこともわかってきます。

「頭痛ダイアリー」は、診察を進めるうえで医師にとって貴重な情報になります。医師がそれぞれの患者さんから、頭痛に関する情報をすべて正確に聞き出すことは至難の業だからです。患者さんも自分の頭痛情報を正確に医師に伝えるのに苦労します。「頭痛ダイアリー」は患者さんと医師とのコミュニケーションにとって必須のものです。ぜひ、つけてください。

頭痛ダイアリーのひな形は日本頭痛学会のホームページ（http://www.jhsnet.org/dr_medical_diary.html）からダウンロードできます。

43ページの図を見てください。左は頭痛ダイアリー、右は記載例です。カレンダーのように、曜日にあわせて日付を書き、午前、午後、夜、いつ、どの程度の頭痛があったかを軽度・中等度・重度の3段階で記載します（+から+++の頭痛マーク）。飲んだ薬の略称を記録し、効果があったらそれを○で囲みます。その他に、日常生活への影響度や、頭痛のタイプ、吐き気、前ぶれ、誘因、一日のできごとや状態などを記録します。女性の場合は月経のあった期間に線を引いておくと、頭痛との関係がひと目でわかるようになります。

頭痛の起こる頻度、どれくらい続くか、ひどい頭痛と軽い頭痛が混在しているか？　どんな薬を飲んでいるか、効果があるか？　仕事や学校を休むのはどんなときか？

医師にとって頭痛のタイプの診断だけでなく、患者さんに対するベストな治療法を選ぶ最高の武器になります。

44〜46ページは片頭痛、緊張型頭痛、慢性片頭痛、それぞれの患者さんが実際に記入したダイアリーです。

頭痛ダイアリーは診察でどのように活用されているか？

頭痛ダイアリーが診察室の現場でどのように活用されているのか、それを再現してみましょう。

最初の診察では、私はどんな患者さんに対しても悩んでいる頭痛の症状についてあらゆることを聞くことから始めています。

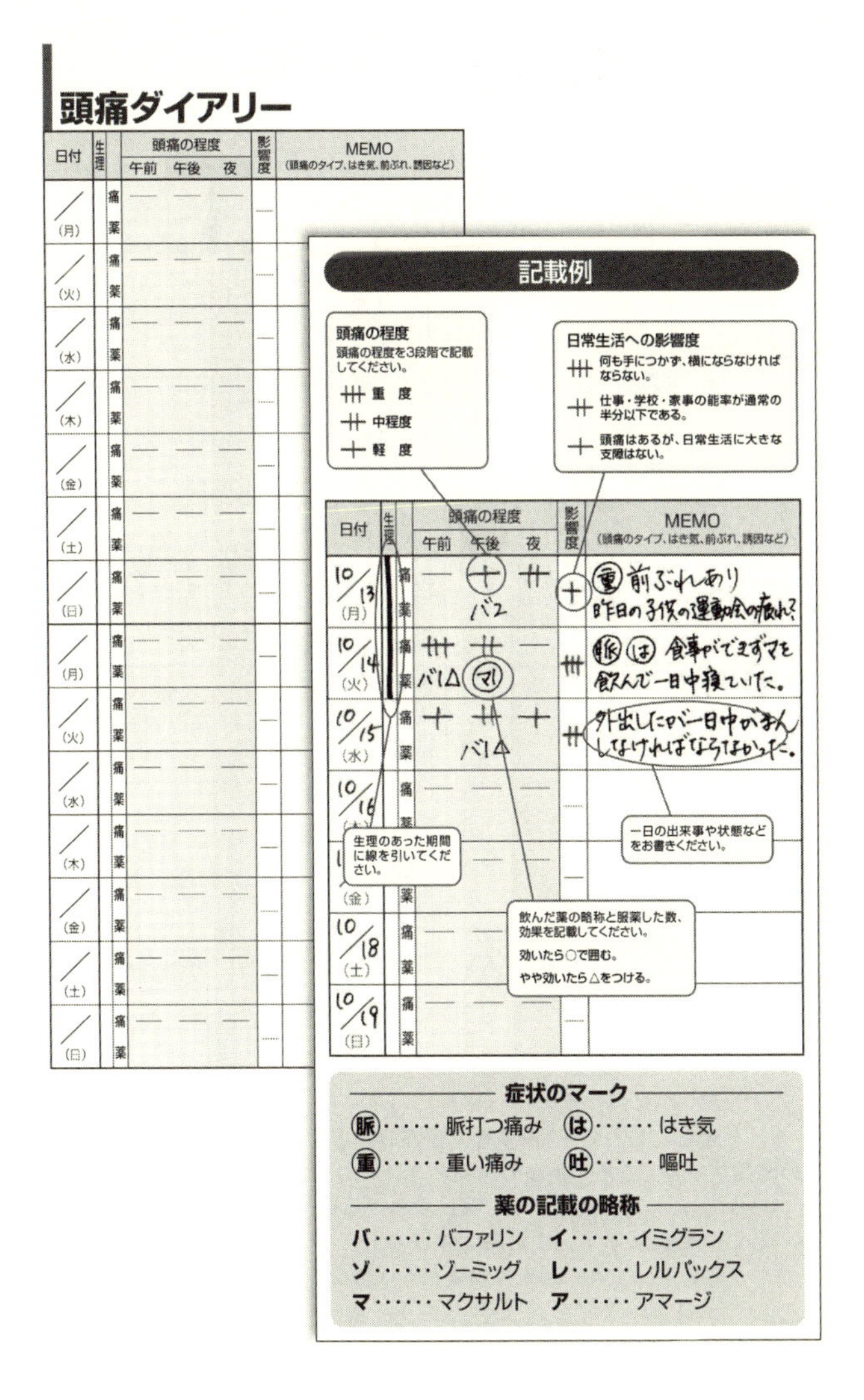

頭痛ダイアリー

日付	生理		頭痛の程度 午前	午後	夜	影響度	MEMO（頭痛のタイプ、はき気、前ぶれ、誘因など）
／（月）		痛 薬					
／（火）		痛 薬					
／（水）		痛 薬					
／（木）		痛 薬					
／（金）		痛 薬					
／（土）		痛 薬					
／（日）		痛 薬					
／（月）		痛 薬					
／（火）		痛 薬					
／（水）		痛 薬					
／（木）		痛 薬					
／（金）		痛 薬					
／（土）		痛 薬					
／（日）		痛 薬					

記載例

頭痛の程度
頭痛の程度を3段階で記載してください。
卌　重　度
卄　中程度
十　軽　度

日常生活への影響度
卌　何も手につかず、横にならなければならない。
卄　仕事・学校・家事の能率が通常の半分以下である。
十　頭痛はあるが、日常生活に大きな支障はない。

日付	生理		頭痛の程度 午前	午後	夜	影響度	MEMO（頭痛のタイプ、はき気、前ぶれ、誘因など）
10/13（月）	｜	痛 薬	—	十 バ2	卄	十	重 前ぶれあり 昨日の子供の運動会の疲れ？
10/14（火）	｜	痛 薬	卌 バ1△	卄 マ1	—	卌	脈 は 食事ができずマを飲んで一日中寝ていた。
10/15（水）		痛 薬	十	卄 バ1△	十	卄	外出したが一日中がまんしなければならなかった。
10/16（木）		痛 薬					
10/17（金）		痛 薬					
10/18（土）		痛 薬					
10/19（日）		痛 薬					

生理のあった期間に線を引いてください。

一日の出来事や状態などをお書きください。

飲んだ薬の略称と服薬した数、効果を記載してください。
効いたら○で囲む。
やや効いたら△をつける。

症状のマーク
脈……脈打つ痛み　は……はき気
重……重い痛み　吐……嘔吐

薬の記載の略称
バ……バファリン　イ……イミグラン
ゾ……ゾーミッグ　レ……レルパックス
マ……マクサルト　ア……アマージ

片頭痛のダイアリー

頭痛ダイアリー

年 12月28日～1 月24日／担当医：坂井先生

名前：　　歳 男・女／患者ID：

日付	生理		頭痛の程度 午前	午後	夜	影響度	MEMO（頭痛のタイプ、はき気、前ぶれ、誘因など）
12/28（月）		痛	－	－	－	－	
		薬					
/29（火）		痛	－	－	－	－	
		薬					
/30（水）		痛	－	－	－	－	
		薬					
/31（木）		痛	－	－	－	－	
		薬					
1/1（金）		痛	－	－	±	－	当番で出社、帰りも遅くなる。疲れているので予防的にナウゼリン
		薬					
/2（土）		痛	+++	+	－	++	全体（脈）むかつき、午前中ソファで休んでいると、頭が軽くなる。
		薬	マ2 ボ1,ナ1				
/3（日）		痛	++	－	－	+	全体（脈）むかつき。
		薬	マ1 ボ1,ナ1				
/4（月）		痛	－	－	－	－	
		薬					
/5（火）		痛	－	－	－	－	
		薬					
/6（水）		痛	－	－	－	－	
		薬					
/7（木）		痛	－	－	－	－	
		薬					
/8（金）		痛	－	－	－	－	
		薬					
/9（土）		痛	+++	+	－	++	全体・（重）むかつき、肩重。ボ塗
		薬	マ1△ ボ1,ナ1				
/10（日）		痛	－	－	－	－	
		薬					

日付	生理		頭痛の程度 午前	午後	夜	影響度	MEMO（頭痛のタイプ、はき気、前ぶれ、誘因など）
1/11（月）		痛	－	－	－	－	
		薬					
/12（火）		痛	－	－	－	－	
		薬					
/13（水）		痛	－	－	－	－	
		薬					
/14（木）		痛	－	－	－	－	
		薬					
/15（金）		痛	－	－	－	－	
		薬					
/16（土）		痛	++	+	－	+	全体（重）、むかつき、首筋も。ボルタレン塗
		薬	マ1△ ボ1,ナ1				
/17（日）		痛	－	－	－	－	
		薬					
/18（月）		痛	－	－	－	－	
		薬					
/19（火）		痛	－	－	－	－	
		薬					
/20（水）		痛	－	－	－	－	
		薬					
/21（木）		痛	－	－	－	－	
		薬					
/22（金）		痛	－	－	－	－	
		薬					
/23（土）		痛	－	++	－	+	13:30に起こされるまで眠り続けた。全体（重）[illegible]
		薬		（マ1） ボ1,ナ1			
/24（日）		痛	－	－	－	－	
		薬					

ときどき起こって、1～2日続き、頭痛の程度は中等度以上（プラス2か3の頭痛マーク）です。頭痛のないときはケロッとしているので、空白の日が続きます。ダイアリーでは曜日がわかるので、片頭痛が週末に起こることが一目瞭然です。片頭痛は休日のホッとした時に起こりやすいことがわかります。よく、週末片頭痛と呼ばれます。

緊張型頭痛のダイアリー

頭痛ダイアリー

年　月　日～　月　日／担当医:

名前:　　　歳　男・女／患者ID:

日付	生理		頭痛の程度 午前	午後	夜	影響度	MEMO（頭痛のタイプ、はき気、前ぶれ、誘因など）
11/17（月）		痛	+	+	+	+	
		薬					
/18（火）		痛	+	+	+	…	
		薬					
/19（水）		痛	+	++	+	…	目が疲れる
		薬					
/20（木）		痛	+	+	++	…	目が疲れる
		薬			□2△		肩こり
/21（金）		痛	+	+	++	…	
		薬			□2△		肩こり ひどい
/22（土）		痛	+	+	+	—	
		薬					
/23（日）		痛	+	+	+	…	
		薬			□2△		目が疲れた
11/24（月）		痛	+	+	++	+	デパートといき
		薬					疲れた
/25（火）		痛	+	+	++	+	
		薬					
/26（水）		痛	+	+	+	+	肩こりがよくなる
		薬					
/27（木）		痛	+	+	+	+	
		薬					
/28（金）		痛	+	+	+	+	
		薬					
/29（土）		痛	+	+	+	+	
		薬					
/30（日）		痛	+	+	+	+	出かけてみた
		薬					

日付	生理		頭痛の程度 午前	午後	夜	影響度	MEMO（頭痛のタイプ、はき気、前ぶれ、誘因など）
12/1（月）		痛	+	+	+	+	
		薬					
/2（火）		痛	+	+	+	+	
		薬					
/3（水）		痛	+	+	+	+	
		薬					
/4（木）		痛	+	+	++	+	目が疲れる
		薬					
/5（金）		痛	+	+	++	+	主人が入院した
		薬					
/6（土）		痛	+	+	+	+	病院へ
		薬					
/7（日）		痛	+	+	+	+	病院へ
		薬					
/8（月）		痛	+	+	+	+	病院（半日）
		薬					
/9（火）		痛	+	+	+	+	病院へ
		薬					
/10（水）		痛	+	+	+	+	目は土ほど
		薬					病院へ
/11（木）		痛	+	+	+	+	病院へ
		薬					
/12（金）		痛	+	+	+	+	病院へ
		薬					
/13（土）		痛	+	+	+	+	家で休む
		薬					
/14（日）		痛	+	+	+	…	病院へ
		薬					

緊張型頭痛は時々くる肩こり頭痛のようにあまり苦にならないこともありますが、頻度が増え慢性になると一日中の頭痛（頭重感）が毎日のように続きます。頭痛の程度は軽度でプラス１のマークがほとんどです。

慢性片頭痛のダイアリー

頭痛ダイアリー

年 1月 4日〜　月　日／担当医：

名前：　歳　男・(女)／患者ID：

日付	生理		頭痛の程度 午前	午後	夜	影響度	MEMO（頭痛のタイプ、はき気、前ぶれ、誘因など）
1/4(月)		痛・薬	+	—	—	なし	ほとんど気にならない日だった。
1/5(火)		痛・薬	—	—	—	なし	時折、体操したりして。頭痛の不安はなかった。
1/6(水)	生理日	痛・薬	+	++ (㊥) レ△ 17:00ごろ	+ イブ1 23:00ごろ	++	㊥を飲んでも、動くとズキンとする痛みあり。レ1を飲んだが、効きめはなし。イブ1を追加で痛みおさまった。
1/7(木)		痛・薬	—	+	+	+	㊥と体操で予防。ひどくならなかった。
1/8(金)		痛・薬	—	+	++ (㊥)	+	時折しめつけられる感じがした
1/9(土)		痛・薬	++ (脈)(吐) 目覚め時	+++ (㊥) レ1△ 13:00ごろ	++	+++	目覚めの時から(脈)と(吐)があった。レ1を飲んだが効き目は△。(脈)はおさまったが(吐)が続いた。
1/10(日)		痛・薬	++ (レ1)	+	+	+	動くとズキンとする レ1を飲んで効き目あり。
1/11(月)		痛・薬	+	++ 16:00ごろ (重)	++ (レ1) 21:00ごろ	++	午後になって(重)かった 夜になってズキンと痛むのも加わり(レ1)を飲んだ。
1/12(火)		痛・薬	—	+	+	+	午後〜夜 少し重いかんじがした。
1/13(水)		痛・薬	—	+	—	ほとんどなし	久しぶりに気にならなかった日
1/14(木)		痛・薬	++	++	+	+++	(重)(吐) 食事ができず (重) 一日中寝ていた。
1/15(金)		痛・薬	—	+	+	+	午後〜夜 重い感じがした
1/16(土)		痛・薬	+	—	+	+	1日中出かけていたので 不安を抱えながらすごす。
1/17(日)		痛・薬	+	—	—	ほとんどなし	あまり気にならない日。
1/18(月)		痛・薬	—	+ ++ (レ1)	+	+	今日は早めに飲んで効いた。
1/19(火)		痛・薬	+	+	—	+	少し重いかんじあり。
1/20(水)		痛・薬	—	+ ++ (脈)(吐)(ナロンエース1)	+ 16:00ごろ	++	外出先でひどく痛くなった。しかたなく、ナロンエース1で効いた。
1/21(木)		痛・薬	+	—	+	+	目覚め時と寝た後。
1/22(金)		痛・薬	—	+	+	+	午後〜夜 重いかんじがした。
1/23(土)		痛・薬	—	—	+ (脈)	+	寝る時以外、ほとんど気にならない。
1/24(日)		痛・薬	+++ (脈)	+++ レ1 14:00ごろ △	+++ (レ1) 19:00ごろ	+++	一日中(脈)が続いた。1回目が△だったので追加して効いた。
1/25(月)		痛・薬	+	+	+	+	昨日の残りか、1日中、スッキリはしなかった。
1/26(火)		痛・薬	+	—	—	なし	一日中頭痛なし
1/27(水)		痛・薬	—	—	—	—	不明つけ忘れ（きっとひどくなかったんだと思う。）
1/28(木)		痛・薬	—	—	—	—	
1/29(金)		痛・薬	+	—	+	+	目覚め時と寝た後に少し(脈)あり。
1/30(土)		痛・薬	+	++ (脈)	+++ 夜中 レ2△	+++	1日中ガンガンしていた。(吐)も少しあり。
1/31(日)		痛・薬	+++	++ (ナロンエース2) 18:00ごろ	++	++	昨日の続きか、おさまらず。今日は痛みどめにした。→効き目○。

頭痛ダイアリーをつけて初めて診断が可能となる頭痛です。重度の片頭痛（プラス3の頭痛マーク）の頻度が増えます。強い頭痛は2〜3日続くことが多く、メモ欄に、脈打つ痛み、吐き気といった症状のマークが書かれています。さらに軽度〜中等度の頭痛（典型的な片頭痛ではない）があり、ほとんど毎日が頭痛マークで埋め尽くされます。毎日のように頭痛が起き、頭痛から解放される様子がなく、片頭痛と考えられる強い頭痛の日が半分以上を占めます。それ以外の、片頭痛かどうかわかりにくい中等度の頭痛が多いのも特徴です。研究者によっては、多すぎる片頭痛の一部が変容した頭痛と考えていますが、この中等度の頭痛の本態はいまだ不明です。

ほとんどの患者さんは、自分の頭痛の悩みを医師に聞いてもらうのは初めてです。それだけでも気持ちが少しラクになっているのが伝わってきます。34歳の女性、Aさんの場合もそうでした。

ただし、ほとんどの患者さんと同様、自分の頭痛のことをきちんと説明できません。

私は頭痛ダイアリーをつけるように勧めました。

「簡単な頭痛ダイアリーをつけてくれませんか。頭痛があった日に、痛みの強さ、飲んだ薬、その他なんでも気が付いたことをカレンダーに書くようなものです。複写式になっているので、Aさんと私とで保管します」

Aさんは少し躊躇しているようです。

「そうですか……、でも頭痛の時に、ちゃんと書けるかな」

「大丈夫！」と私は太鼓判を押します。

「ごく簡単に、頭痛があったしるしを付けておくだけでも役に立ちます。頭痛は他人にはわかってもらえないし、本当は本人もわかっていないんです。ダイアリーをつけて初めてわかる大切なことがたくさんあります。今、お悩みの頭痛が片頭痛か、緊張型頭痛か、それ以外の頭痛かも、ダイアリーをつけていればよくわかります。頭痛の誘因はこれだったと気づくことだってあるんですよ。とくに片頭痛と緊張型頭痛が二つともある人は、ダイアリーでどちらの頭痛か識別できるようになります。ダイアリーがあれば、あなたの頭痛情報を私が詳しく知ることができます。正確な治療ができます。次の外来から先のステップに進めるんですよ」

頭痛ダイアリーで薬の飲み過ぎが怖くなる

2ヵ月後、Aさんは頭痛ダイアリーを持ってきました。

「わかりにくくてすみません。あまりちゃんと書けなくて」と、Aさんは不安げでした。しかし、頭痛ダイアリーを開いて、2ヵ月分の記録を一瞥しただけで、全体像が見えてくるのです。

「すばらしいです。この2ヵ月間に起こった頭痛の正体がよくわかりました」

ダイアリーの1ヵ所に、

〈息のできないくらいの痛みで、午前中はずっと横になる〉

という記述があり、緊張しました。この40年間、私が聞き続けてきた、頭痛に苦しむ患者さんのうめきに近い訴えだからです。

「毎日ダイアリーをつけていたら、夫が読んでくれるようになりました。読まれるのはちょっとイヤだったんですけれど、今は結果的にとてもよかったと思っています」

「ご主人は何と言われたのですか」

「『お前のこと、誤解していた』って。『頭が痛いことはわかっていたから、できるだけ協力した。でも、しょっちゅう機嫌が悪くて、せっかく旅行に行っても楽しい気分をぶち壊したり、いやな性格だと思っていた』。そう言って、初めて私のことを理解してくれたんです」

ご主人も、Aさんのダイアリーを見て、初めて頭痛のつらさがわかったようです。この日、ご主人はAさんに付き添って一緒に病院にきていました。

Aさんは、頭痛ダイアリーをつけたことで重要なことに気がついたようです。

「先生、ダイアリーをつけてみて怖くなったことがあります。痛み止めを飲んだときのマークがこれです。1回に2錠ずつ飲んでいます。数えてみたら毎月100錠以上飲んでいました。2ヵ月で200錠もです。こんなに薬を飲んで大丈夫でしょうか」

ご主人が口をはさみました。

「どうしてそんなに飲んだわけ？」

「だって、痛み止めがだんだん効かなくなって。それでも頭痛の来るのが不安だから飲んでいたの」

実は、ダイアリーをつけ出した患者さんが、必ず気づいて心配することの一つがこの薬の飲み過ぎなのです。私はAさんにこうアドバイスしました。

「痛み止めの薬は、飲み過ぎると、片頭痛を慢性化させることがあるんですよ。脳の痛みの番人をサボらせてしまうんです。頭痛を予防するために薬を飲み続けたりしても良いことは何もありません」

これは、「薬物乱用頭痛」というものです。現在、一般的になってきている慢性頭痛の一つです。この頭痛は痛み止めの飲み過ぎで起こることから、二次性頭痛に分類されています。この薬物乱用頭痛を治療するには、痛み止めの薬の減量を、患者さんと医師とがコミュニケーションをとって進めることが不可欠です。

ご理解いただけましたか。このように、頭痛ダイアリーをつけるだけで、家族があなたの頭痛の苦しみについて理解してくれたり、もちろん頭痛の種類が見えてきたり、いろいろなことがわかります。

頭痛ダイアリーがあって初めて、医師はあなたの頭痛が、片頭痛か、そうでないのか、薬によってそれがさらに慢性化しているのかが判断できて、薬を飲むタイミングはこうしましょう、といった話を始められるようになるのです。

画像検査では慢性頭痛の種類はわからない

もう一つ指摘しておきたいのは、片頭痛、緊張型頭痛、群発頭痛など、慢性頭痛は、画像検査ではわからないということです。

画像検査と言えば、今ではＭＲＩとＭＲＡという二つの検査法がよく知られています。多くの病院やクリニックで検査が可能になっています。

ＭＲというのはMagnetic Resonance（核磁気共鳴）の略。ＭＲＩのＩはImagingで、脳の組織を画像化する検査法です。

ＭＲＡのＡはAngiography（血管撮影）、脳の血管を画像化するものです。脳内の水素原子の密度の違いで組織を識別し画像化する最先端技術です。

ＭＲＩは脳梗塞や脳腫瘍、脳萎縮などの、脳の病気が細かいところまでわかる検査です。ＭＲＡは脳の血管を見ることができます。脳に動脈瘤があるかどうか、動脈硬化で血管が狭くなっていないかがよくわかります。

危険な頭痛は脳の血管の病気であることがほとんどです。くも膜下出血を起こす動脈瘤や、血管壁が裂けた隙間に血液がたまる解離性動脈瘤などがそうです。そうした異常がＭＲＡ検査で簡単にわかるようになりました。ＭＲＩとＭＲＡは「危険な頭痛ではないか」と疑われた時は絶対に受けて欲しい、必須の検査です。

ＭＲの検査で脳に異常がない、とわかれば一安心です。

でも、それで終わり、というわけではありません。患者さんが３６７種類ある頭痛のうち、どの頭痛に悩まされているか。私たち医師の診断はそこからスタートします。

MRの検査は補助診断法と呼ばれています。頭痛の診察のごく一部でしかない、という意味です。私たち医師が頭痛を訴える患者さんの診察の中で、実は最も重要なこととしているのは、患者さんとの対話なのです。

頭痛はどのような起こり方をするのか。いつ始まり、どの部分が、どの程度痛み、どのような経過をたどるのか。他に症状はないか。動くとつらい頭痛か。

患者さんを悩ませる頭痛を解消するために、私たち医師が知りたいことはたくさんあります。

頭痛は他人にはわかってもらえないものです。もちろんMRの装置でもわかりません。ですから、私は患者さんに、自分の頭痛の状況や重要なポイントを整理して記録する「頭痛ダイアリー」をつけることを、強くお勧めしているのです。

最近はスマホでも「頭痛ダイアリー」のアプリがいくつもあります。それを診察室で見せられることも増えてきました。頭痛があった日に印をつけられるようになっていて、曜日や気圧、体調などと連動させられるので、週末に片頭痛になりやすい人、台風が来ると片頭痛になりやすい人、月経が誘因となる人など、片頭痛が起こりそうなタイミングがわかる場合もあるようで、愛用する人が増えています。

三大慢性頭痛はいずれも日常生活の負担となっています。中でも片頭痛は頭痛がつらくて動けないことに加え、動くと吐き気もするので仕事や学校を休むことが多くなります。我慢して行ってもまったく能率が上がりません。

頭痛に困って、病院やクリニックを受診する人のほとんどは片頭痛です。２０１５年に私の外来を受診された約１５００人のうち、65％が片頭痛患者でした。

その意味で、片頭痛は生活に支障をきたす頭痛のチャンピオンなのです。

第2章　片頭痛は治る

世界が悩む片頭痛

慢性頭痛に悩む人のうち、約25％が片頭痛です。国際頭痛学会の『国際頭痛分類・診断基準』第3版では、おおよそ次のように定義しています。

A．片頭痛はときどき起こる頭痛で、頭痛のない時はケロッとしている
B．頭痛が始まると、4時間から3日間は続く
C．症状の特徴は以下の1から4のうち、少なくとも2項目を満たす
　1．片側の頭痛
　2．脈打つような頭痛
　3．中等度〜重度の頭痛
　4．日常的な動作（歩行、階段昇降など）により頭痛がひどくなる、あるいは頭痛の最中にはそのような動作を避ける
D．頭痛発作中に少なくとも以下の1項目を満たす

1．吐き気または嘔吐（あるいはその両方）

2．光過敏および音過敏

注：前兆（閃輝暗点など）を伴うものは「前兆のある片頭痛」と呼ぶ

おわかりいただけたでしょうか？　世界共通の診断基準で片頭痛を診断し、世界中が同じ土俵で研究と診療を進歩させようと考えているのです。

片頭痛は動くとつらいのに対し、緊張型頭痛は逆に動くと痛みが少しは紛れるのが特徴で、対照的です。しかし、片頭痛はいろいろな症状が現れるのが特徴とまでいわれています。原則は『国際頭痛分類』です。しかし、頭痛のタイプの識別に悩むことがあります。以下にその特徴をいくつか解説しておきましょう。

まず、片頭痛という名前が示すように、頭の片側が痛むことが多い頭痛です。時に右側だったり左側だったり、あるいは両側が痛むケースも少なくありません。

「片側が脈打つ頭痛が片頭痛だと思っていました」と多くの方がおっしゃいます。血管が痛む頭痛なのでたしかにそうなのですが、「頭痛がひどくなったときに痛みが脈打つようになる」が正解です。

「首の後ろから後頭部に、石を載せられたように」「頭全体が割れるようで、押しつぶされそうに」痛むと感じる片頭痛の患者さんも少なくありません。

昔からの教科書には「片頭痛は頭の片側が脈打つように痛むのが特徴」と書いてあるのですが、あまりにも単純化した記述です。

正解は片頭痛はいろいろな痛み方をする、つまり症状が多彩なのです。ですから、うっかりすると片頭痛であることを見逃しかねません。

片頭痛が95%わかるセルフチェック

では、片頭痛について、簡単なセルフチェックを行ってみましょう。

以下のチェックシートで思い当たる項目に「✓」をつけてみてください。

この3ヵ月間に、あなたの頭痛には次のような特徴がありましたか？

1．頭痛があったとき胃の不快感や気持ち悪さがありましたか？

□はい　□いいえ

2．頭痛のとき、光がいやだと感じましたか？

（頭痛がないときにくらべて光がまぶしかったですか？）

3. あなたは頭痛により自分の仕事、勉強、もしくは、自分がやらなければいけなかったことなどが1日以上できなくなったことがありますか？

□はい　□いいえ

4. 頭痛のとき、ふだんより、「におい」に敏感だなと感じますか？

□はい　□いいえ

最初の3つの質問は、米国のリチャード・リプトン博士が提案した片頭痛の簡易自己診断法（ID Migraine™）です。これがすべて「はい」だった人は、90％の確率で片頭痛です。

4つ目の「におい」の質問は、日本の竹島多賀夫（たかお）博士らの研究によるもので、「日本人の場合、4つ目に『においに敏感』を加え、それらがすべて『はい』であれば、片頭痛の確率は95％」となります。

片頭痛は、人種や文化の違いによっても差があるのです。

片頭痛は「おじぎ」で自己診断できる

ある日、急に頭が割れるような頭痛が起きた。でも、それが片頭痛かどうかわからない。どうしたらわかるのか。患者さんからよく質問されることです。自己診断はなかなか難しいのが現実です。

医師が処方する片頭痛の特効薬にトリプタンという薬があります。画期的な薬です。しかし、この薬は片頭痛のメカニズムに作用して痛みを抑えるもので、痛み止めではありません。片頭痛と群発頭痛にしか効きません。ですから、注意してください。あなたが勝手に片頭痛だと思い込み、医師にそう主張して、トリプタンを処方してもらっても、「痛みが消えない。この薬、おかしい」などとなります。

片頭痛は動くとつらい、「静かな暗い部屋でじっとしていたい」頭痛です。ですから、まず動いてみる、たとえば階段をトントンと早足で降りてみる。もし片頭痛なら、頭に痛みがガンガン響いて頭痛がさらにひどくなるのがわかります。もっと簡単にできる方法は、腰を折るように頭を下げて、頭が心臓の位置より下に来るようにして深くおじぎをしてみることです。片頭痛なら、おじぎで頭に血がのぼり、鬱血して脳圧が上がり、さらに頭痛がひどくなるはずです。すぐわかります。

患者さんにこの方法を伝えたところ、驚いた方が何人もいました。

「そういえば、私は頭痛の最中に床のものを拾おうとして頭を下げると痛みがひどくなります。風呂場で前かがみになって浴槽を洗おうとすると頭痛がひどくなるので、お風呂はしゃがんで洗います。頭に血がのぼるような姿勢になると頭痛がひどくなる。先生、そういうことだったのですね！」

これらの症状は、緊張型頭痛ではまず起こらないものです。片頭痛との違いを是非覚えていただきたいと思います。

また、片頭痛はストレスの最中より、ストレスから解放されたときに起こりやすくなります。患者さんの中には頭痛が起こる前に、気配（前兆や予兆）を感じる人も多くいます。女性では、月経の前やその期間中に起こりやすい人もいます。

序章でも説明しましたが、片頭痛は体質的、遺伝的な側面も持つ病気です。しかし、違う観点から言えば、患者さんの中には脳の反応性が素晴らしく敏感な体質で、良い仕事をする人が多いのも事実です。片頭痛は10～15歳ごろから始まり、年齢とともに症状がひどくなります。

頭痛と積極的に向き合うことが大切

患者さんが病院やクリニックを受診する理由はさまざまです。急に激しい頭痛が起こり、耐えられずに救急車を呼んで受診する場合は、受診の理由は単純です。「突然に頭痛が起こった」、「こんな頭痛は初めて」といったように、はっきりしています。「頭痛」が危険な病気によるものかどうかを識別することが救急医の役目です。血圧、体温をはかり、脳の病気かどうかを診察し、必要なら脳のＭＲＩ検査をしたり、腰椎穿刺で髄液を検査する。血液の検査もする。これで頭痛の診断が終わって、治療方針が決まります。

ところが、頭痛クリニックを訪れて受診する患者さんは、頭が痛くない、平常時の受診がほとんどです。ですから、「どんな頭痛ですか」とお聞きすると、「毎日の頭痛で困っています」と、要領を得ない答えを繰り返す患者さんが少なくありません。

そうした場合、私たち専門医は三大慢性頭痛の片頭痛や緊張型頭痛の慢性型、群発頭痛に加えて、薬物乱用頭痛、持続性片側頭痛、穿刺様頭痛、睡眠時頭痛、新規発症持続性連日性頭痛など、場合によってはメンタル的なものも含めて、さまざまなケースを考える必要に迫られます。

うっかりすると誤診につながりかねません。

正直に申し上げて、しらみつぶしにいろいろな頭痛の可能性を聞いていてはキリがありません。

片頭痛はときどき起こるのが特徴です。２〜３日続くことはありますが毎日は起こりません。そこで、私はまず、こんな質問をしています。

「頭痛は以前から毎日ありますか？　何年か前までは時々で、だんだん多くなったということではありませんか？」

すると患者さんは、たとえば「15歳のころの頭痛はひどい頭痛もありましたが、時々でした。それが30歳ごろから急に頭痛が増えて、最近では毎日です」と答えたりします。慢性化してきた片頭痛です。

さらに、その毎日の頭痛について、ひどくつらいときとそうでもないときと、2種類の頭痛が混じっていないか、私は質問をしてみます。すると、

「そうですね。週に2回くらいはひどい頭痛で、動くとつらいし、吐き気もします。それ以外の日の頭痛は重い感じですが、動いても大丈夫です」

という答えが返ってくることがあります。この頭痛は片頭痛だけでなく緊張型頭痛も起こっているだろう、ということが想定できるわけです。そして患者さんには、頭痛が1種類だけとは限らないこと、片頭痛と緊張型頭痛とでは治療法が異なることを説明して理解してもらいます。

もちろん片頭痛と緊張型頭痛がほぼ同時に起こることもあり、二つのタイプの頭痛の識別が難しいこともあります。しかし、2種類の頭痛が同時に起こっているときは、片頭痛

があるかないかのほうが重要になります。

重要なのは、患者さんが頭痛に積極的に向き合うことです。

「自分自身にしか本当の痛みはわからないんですよ。詳しく教えてください。そうしないと、我々でもわからないんです。頭痛は自己診断がとても大切なんです」

と、私は励ましています。

片頭痛は治るのか、遺伝なのか

「片頭痛の原因は何なのですか？」

「片頭痛は治るのですか？」

患者さんのほとんどが、最初に必ずこの二つを質問します。長い間、頭痛の苦しみと戦ってこられたのですから、当然のことだと思います。

「片頭痛」とは何か。これまでの研究結果に基づいた説明をするなら、次のようなものになります。

「片頭痛は脳の血管が拡張して周囲に炎症を引き起こし、神経を刺激して痛みが生じるものです。片頭痛の大きな原因の一つには遺伝の問題があげられています。先祖や親戚、ご家族の中に片頭痛持ちの方がいる家系では、その体質が遺伝します。片頭痛になりやすい遺伝子に、さまざまな要因が引き金となって片頭痛が起こるのです」

遺伝については、序章の後白河上皇のところでも少し触れましたが、このように説明すると、ほとんどの患者さんは、

「そういえば、母も片頭痛で悩んでいます。祖母も頭痛持ちだったと聞いています」

などと、納得してくださいます。

しかし、「先生は『遺伝が原因の一つ』と言いましたが、私以外、私の家族に片頭痛持ちはいません。親戚にもいません。遺伝って本当ですか。どういうことでしょうか」と、さらに疑問をぶつけてくる方もいらっしゃいます。

実は、これは素晴らしい質問なのです。「片頭痛」を研究している私にとっては、変な言い方ですが、嬉しくて仕方がない質問です。私は患者さんに少し専門的なこんな説明をします。

「片頭痛は遺伝的疾患の一つですが、遺伝子を受け継いだ全ての人間が発症する『単一性遺伝子疾患』ではなく、その遺伝子を受け継いでいても発症する人としない人が出てくる『多因子遺伝』と呼ばれるものなのです。たとえば、高血圧や糖尿病などがそうだと言われています。受け継いだＤＮＡだけでは病気は発症しません。『多因子遺伝』の場合、三つ以上の複数の遺伝子が複雑に関係し、そこにストレスや環境の変化、生活習慣の乱れな

どが重なると、それが引き金となって片頭痛が起こるんですよ」

つまり、片頭痛持ちの遺伝子を受け継いでいても、それだけでは片頭痛にはならないということです。高血圧や糖尿病、動脈硬化なども食事療法や体調管理さえしっかりやっていれば脳や心臓の病気を発症しません。

片頭痛も同じです。

つまり、「片頭痛は防げる、治せる」ということです。私が患者さんの質問を「素晴らしい質問」と言ったのは、「片頭痛が多因子遺伝である」ことと「多因子遺伝は、高血圧などの多くの病気に関係している」ことを説明すれば、この方は誰よりも「片頭痛は防げる。怖くない」と安心してもらえるからです。

私は患者の皆さんに、

「頭痛で悩んで、人生で損をすることはありませんよ。大丈夫。これからの人生を変えていけます。一緒に作戦を練っていきましょう」

と、声をかけています。私はさらに、薬だけに頼らない、自分で片頭痛を治せる画期的な「頭痛体操」を皆さんに勧めています。皆さん、大喜びです。頭痛体操については、第6章で詳しくご説明します。

片頭痛は誘因を見つければ自分で予防できる

片頭痛を起こすきっかけ、すなわち片頭痛の誘因は何でしょうか。

実は、前述した台風などの気圧や雨、湿度、温度などの天候の変化だけでなく、街の雑踏や騒音、照明なども片頭痛を起こす立派な誘因になっているんです。

よく、患者さんから「ストレスは関係しますか？」と聞かれます。

もちろんです。しかし、誤解しないでください。

たしかに、ストレス頭痛ともいわれる緊張型頭痛は、ストレスの最中に起こる頭痛の代表です。精神的なストレス、あるいは身体的なストレスによって、筋肉が収縮したり、血行が悪くなって起こるケースが多いことは、前章で少しお話をしました。

ところが片頭痛はストレスの最中よりも、続いていたストレスから解放されてホッと息をついた時に起こることがほとんどなのです。たとえば、こんなことがありませんか。

仕事で疲れ、さぁ、休みだというとき、休日や土日になると必ず頭痛が起きる。「その通りです」と、患者さんは一様に驚きます。

これは「週末片頭痛」と呼ばれるものです。週末片頭痛は最も誘因のわかりやすい片頭痛なのです。片頭痛の起こるきっかけを見逃さないでください。片頭痛を自分で治す第一歩は片頭痛の誘因を見つけて、できればその誘因を避ける、できるだけコントロールすることです。

「じゃ、休日はリラックス禁止になってしまうじゃないか」と、皆さん、おっしゃいます。大丈夫です。安心してください。私は皆さんに「週末リフレッシュ作戦」をお勧めしています。

週末だからといって一気に気を抜いてしまわない。土曜日の朝から何か予定を立てる。もちろん楽しい予定です。気持ちよく体を動かした方が、かえって疲れがとれる。これは誰でも経験していることです。

土日に片頭痛を起こさない方法

脳のメカニズムで説明してみましょう。私たちの日常生活は、月曜から金曜まで、複雑な仕事や人間関係など、予想以上のストレスが押し寄せています。その心と体のリズム、バランスを支えているのが脳内物質のセロトニンと言われるものです。平日、セロトニンは精一杯働いています。それが週末になって、体と心を休めると、脳はホッとしてセロトニンの放出を止めてしまうのです。

すると、どうなるか。それまでセロトニンにコントロールされていた三叉神経が勝手に活動を始めて、頭痛を引き起こす物質ＣＧＲＰ（カルシトニン遺伝子関連ペプチド）が放出されて、これがもとで片頭痛が起きてしまうのです。三叉神経の仕事は顔面の感覚を脳に伝えることですが、片頭痛の時にも重要な役割を果たすことがわかっています。

ＣＧＲＰという言葉をお聞きになったことがありますか？　ほとんどの方は初耳だと思います。ＣＧＲＰは小さなタンパク質で、片頭痛の世界で最も研究されている物質です。三叉神経とともに、片頭痛を起こすカギを握っています。三叉神経から脳の血管に向けてＣＧＲＰが放出されると血管が拡張し、さらに周囲に炎症が生じて脈打つような片頭痛が起こるのです。

「週末リフレッシュ作戦」は自分で心や体のリズムを整える生活習慣です。セロトニンは１週間の仕事の頑張りで放出され、枯渇状態になっています。放出されたセロトニンを再吸収してリサイクルすることが必要です。休日に爽快な気分で運動する。するとセロトニンが増えるのです。これで脳細胞で枯渇したセロトニンが復活し、脳内のリズムを取り戻します。

重要なことはセロトニンの再生産です。

「日曜日には正装して教会に行き、１週間の懺悔をして気持ちをリフレッシュすることが片頭痛の予防になる」と、ある国の医師から聞いたことがあります。「週末の朝の散歩、ヨガあるいは太極拳などをすることで片頭痛が減った」、これは患者さんから教えていただいた片頭痛予防法です。

片頭痛は生活のリズムの変化のほかにも、周囲の環境、体内ホルモンなどが変化するときに起こりやすいことがよく知られています。脳の反応がカギを握っています。

片頭痛の誘因はストレスそのものではありません。台風が近づき気圧が下がっただけでも誘因になる。すなわち生体に対する小さな環境の変化がひどい片頭痛を起こし、吐き気がして寝込んでしまう。なぜそんなことが起こるのか、脳の不思議だと思います。

なぜ「偏頭痛」でなく「片頭痛」か

パソコンで「へんずつう」と打ち込むと、最初はたいてい「偏頭痛」と変換されます。「片頭痛」とどちらが正しいのでしょうか。疑問に思われた方もいらっしゃると思います。

日本頭痛学会では「片頭痛」を学会の正式な用語として、頭痛分類や診療ガイドラインで使用しています。

日本医学会が作成した最初の医学用語集（1943年）で「片頭痛」が採用され、それ以後、ほとんどの関連学会で使用されています。東京大学神経内科初代教授の豊倉康夫博士によると、片頭痛の語源はギリシャ語のhemikrania（ヘミクラニア）で、英語圏では呼び方が紆余曲折してmigraine（マイグレイン）となったとのことです。hemiは「片側・半分」、kraniaは「頭」という意味ですので、日本語の医学用語では「片頭痛」となりました。頭痛の専門家は例外なく「片頭痛」を使用しています。

日本頭痛学会設立時(1997年)の理事のひとりだった間中信也博士の調査によって、パソコンでまず「偏頭痛」と変換されるのは、「広辞苑」に「へんずつう」が「偏頭痛」でしか載っていなかったからだということがわかりました。

間中博士が「広辞苑」編集部に問い合わせると、「広辞苑では古典を含めた文献中での表記を中心に考え、『偏頭痛』となっております。法律用語や学術用語が正しいという考えはとっておらず、それらの表記と矛盾することがあります」といった内容の禅問答のような返事が返ってきたそうです(頭痛大学ホームページ)。それでも間中先生の尽力で「広辞苑」第6版(2008年)からは「偏頭痛・片頭痛」の順で併記されるようになりました。

しかし、びっくりしたことがあります。中国頭痛学会が出版した頭痛分類では「偏頭痛」が用語として使用されているのです。私は、中国頭痛学会理事長の于生元博士に理由を聞いてみました。于博士によると、中国語では「偏」が「片側・半分」を意味し、「片」は「二つ揃いの一方、わずか」の意味が強い。それゆえ中国語では「偏頭痛」のほうが欧米の語源に沿うことになる、ということでした。

中国語で「片頭痛」とすると、「一片(いっぺん)にしか値しない」頭痛という意味になってしまうというのです。日本では、片頭痛は頭の片側に起こることが多いので「片頭痛」とこれまで主張してきた私は動揺しました。漢字発祥の地の中国には逆らえない気がしたからです。

しかし、皆さんおわかりのように片頭痛は漢字の本来の意味とは違って、「一片の価値しかない頭痛」ではありません。

片頭痛と縄文人

少し古くなりますが、私たちは日本人の片頭痛持ちの実態について、１９９７年に大規模な疫学調査を行っています。

今ではちょっとマネのできない規模の調査です。

調査対象は15歳以上の日本人４万人。電話で、過去１年間に頭痛があったかどうかを質問したのです。年齢、性別、居住地が国勢調査の比率に合う母集団を抽出し、地域分布もわかるようにしました。抽出された１６００人に対して、私たちは頭痛についての詳しいアンケート調査を実施しました。

結果は、実に興味深いものでした。日本人で片頭痛の経験があった人は人口の８・４％、女性が男性の３・６倍でした。一方、緊張型頭痛は人口の22・５％、男女差はありません。それまでに海外で行われた調査結果では、片頭痛人口は８～11％でしたから、ほぼ

片頭痛の分布は日本全国

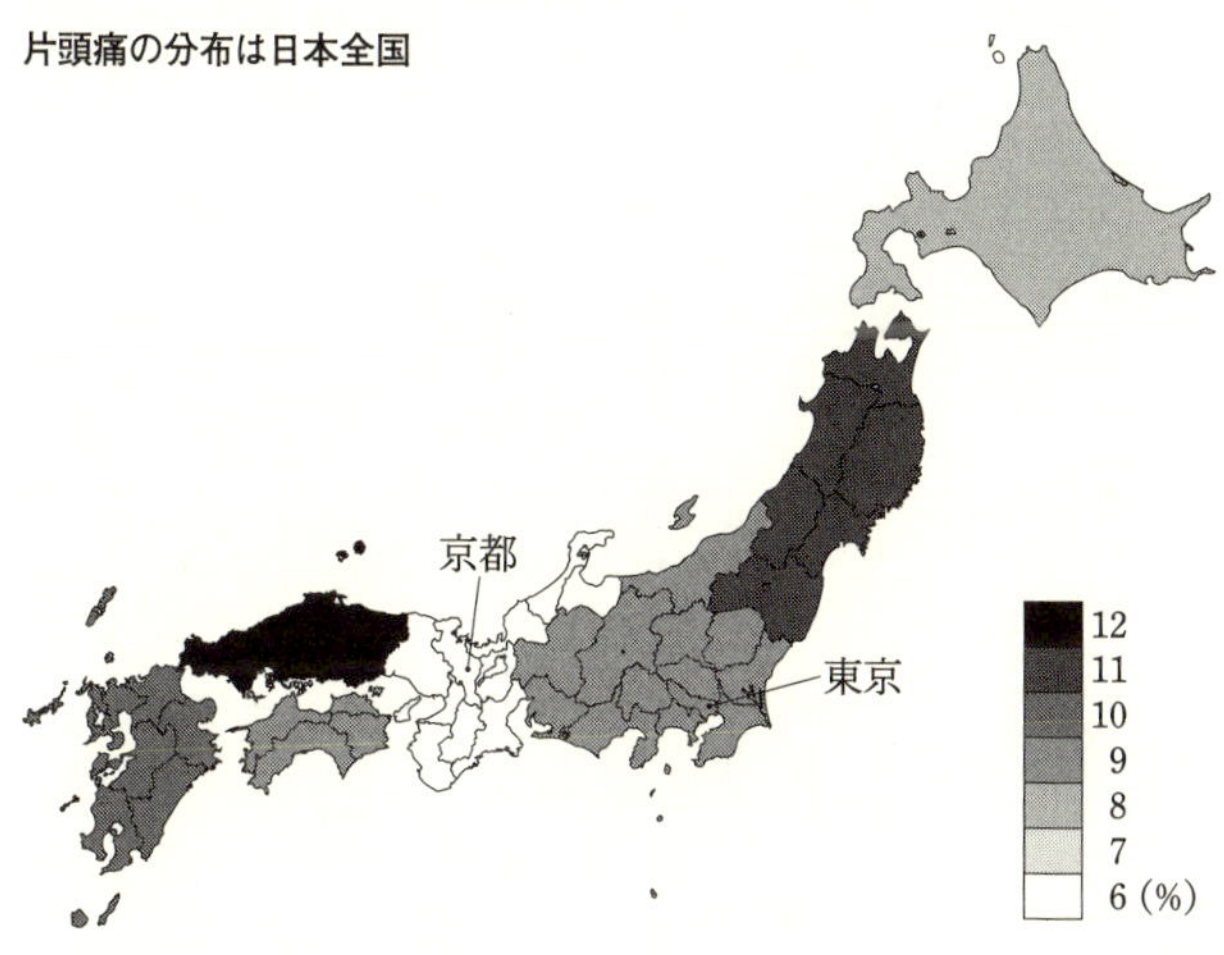

同じ、あるいは少し低いという結果でした。

それまで、「日本人はテンション民族で、緊張型頭痛（肩こり頭痛）は多いが、片頭痛は海外と比べて少ない」という定説がありました。しかし、これを見事に覆す結果でした。もう一つ、片頭痛をめぐる俗説がありました。「片頭痛は都会には多いとしても、東北などの田舎ではめったに見ない。都市型の病気ではないか」

我々の調査は国勢調査による人口比に合わせた調査ですので、地域別の片頭痛分布がわかりました。上の図に示すのが、日本の片頭痛の地域分布です。

東北、中国、九州地方での片頭痛人口は決して少なくありません。それどころか10～12％と外国並みに高く、北海道、関東、東海、四国は平均的でした。ところが、近畿、北陸の一部で6％と片頭痛が少ないことがわかりました。「片頭痛は都会に多い」わけではなかったのです。

この結果から新たな仮説が生まれました。片頭痛になりやすい人、なりにくい人は「縄文人」と「弥生人」の分布に一致するかもしれない、というものです。

日本人のルーツである縄文人と弥生人の歴史には諸説があります。縄文人は一万数千年前に日本で繁栄を誇り、狩猟民族といわれました。約3000年前より農耕民族の弥生人が大陸や朝鮮半島より渡来し、縄文人を押しだすように近畿、瀬戸内、北部九州を中心に展開したという説があります。

片頭痛の分布を見直してみると、まるで片頭痛が少ない近畿地方が周囲の地域に影響力を拡大、攻めているように見えます。片頭痛が欧米並みに多い狩猟民族の縄文人が、片頭痛が少ない弥生人に攻められ、必死で踏みとどまった。

実は、これが最近の民族学の定説で、頭痛分布図もそれに合致するようです。縄文人の片頭痛のＤＮＡが現代に伝わっていると考えられます。

なぜ女性に片頭痛が多いのか

この日本人の頭痛の疫学調査で、「定説」が証明されたのが「女性の方が片頭痛持ちが多い」ということでした。

片頭痛の有病率を性別に見てみると、全体の8・4%に対して、男性が3・6%、女性が12・9%で、女性が男性の3・6倍もの有病率であることがわかりました。

片頭痛が男性より女性に多い理由として、女性は月経という女性ホルモンの変化が周期的に起こるためとされています。

「私の場合、月経の前日に片頭痛が起きます」という人が少なくありません。

女性の性周期では、女性ホルモンのエストロゲンが急速に低下して月経が起こります。片頭痛はエストロゲンの低下に誘発され、月経が始まる前日に起こりやすくなります。片頭痛は月経の前座を務めるわけですが、月経後半に立て続けに起こることもあります。この場合はもう一つの女性ホルモンのプロゲステロンとの兼ね合いで片頭痛が起こると考えられています。

月経周期は女性にとって必ず起こる体の変化です。女性の片頭痛が初潮の頃に始まるケースが多いのもこのためです。その代わり、月経のない妊娠中には片頭痛が起こりにくいのです。理論通りです。ところが出産後、それも第2子のお産のあとに片頭痛がひどくなるというのが、女性の片頭痛にはよくあることなのです。

ジャクリーン・ケネディが片頭痛だったかもしれない——。序章でお話ししたことを思い出してください。彼女の頭痛は第2子出産後、それも月経の最中に起こった、間違いなく片頭痛ですね。

女性ホルモンで言えば、エストロゲン、プロゲステロンに加え、プロラクチン（乳汁分泌ホルモン）などの変化が体内の環境やリズムに影響を及ぼすと考えられています。さらに、エストロゲンにはプロスタグランディンという炎症や痛みのもとになる物質を増加させる作用があり、頭痛を長引かせる原因となります。

第2子の出産後に片頭痛が起こりやすくなるのは、女性ホルモンの影響のみでなく、その他にも育児、授乳による生活リズムの変化、第1子にも手がかかるなどの精神的なストレスの増加も関係します。出産、育児は女性にとっての一大事業で、心と体のリズムが相当に激しく動揺します。片頭痛が悪化する誘因ばかりですが、それでも女性は無理をしがちなのです。

女性の片頭痛が慢性化し始める最も危険な時期でもあります。ご主人が奥さんの頭痛の最高の理解者になる。そういった周囲の理解が一番大切かもしれません。

第3章　解明されてきた片頭痛の原因

「片頭痛は頭部の血管の痛み」というウィリスの仮説

片頭痛の研究には長い歴史があります。

なぜ、低気圧になったくらいで片頭痛が起こるのか。おまけに、痛みが脈打ち頭が割れるようにひどくなり、嘔吐し、光や音が耐えられず、動くと痛みが悪化して結局は寝込んでしまう……。

片頭痛の原因は何か。片頭痛のメカニズムは不可解で、脳の不思議そのものでした。そうした脳の神秘が多くの研究者の好奇心をかきたて、さまざまな研究が行われてきました。現代の医学は片頭痛のメカニズムの解明に近づいています。理想的な治療薬の開発も進み、同時に、自分でできる治療法もわかるようになっています。

この章では読者の皆さんに、片頭痛の原因解明への歴史をざっと説明しましょう。あわせて私の興奮と感動もお伝えできればと思います。

片頭痛の特徴的な症状についての記載は2世紀からあります。しかし、片頭痛が他の慢性的な頭痛とは異なり、独立した病気であると、最初に近代的な論文を書いたのは英国の脳解剖学者トーマス・ウィリス（1621〜1675年）です。約350年前に脳の仕組みを研究していたウィリスは、「片頭痛は頭部の血管が拡張して痛む」という仮説を提唱しました。ウィリスは脳の血管にあるウィリス動脈輪の発見者として世界に名を知られた人物です。ウィリス動脈輪は脳に効率的に血流を送るための巧妙なシステムです。

ウィリスの仮説は「片頭痛は、頭部へ拍動性に流れる血液により血管が刺激され、脈打つように痛む」というものでした。すなわち、片頭痛は血管の痛みで、頭蓋内の血管である内頸動脈も、頭蓋外の血管である外頸動脈も痛むだろうと考えたわけです。

現在でも、診察中に患者さんが「頭痛がする」と言ったとき、片頭痛かどうかを確認するため、医師は患者さんの両側のこめかみの浅側頭動脈を注意深く圧迫します。「先生、少し頭痛が減りました」と言ったら、医師はさっと指を離して血管の圧迫をやめます。それで「また頭痛が戻りました」と患者さんが言えば、まず間違いなく片頭痛です。

「片頭痛の主体は脳の血管の痛み」というウルフの研究

70年前（1948年）に片頭痛の主たる原因は頭蓋内（脳）の血管だと考え、さらに「脳の血管が拡張して痛む」ことを明らかにしたのは、米国の神経学者ハロルド・ウルフです。

ウルフはまず、頭の外の血管が脈打つたびに拡張するのを脈圧測定器で観察し、片頭痛の最中には脈圧が増大することに注目し、血管を収縮させる片頭痛治療薬のエルゴタミンを静脈注射すると、頭痛が軽くなり脈圧も減少することを確認しました。

「次は、脳内の血管がどうなっているかだ」

そう考えたウルフの研究計画は大胆なものでした。

当時の脳外科手術は局所麻酔で行われており、患者は意識のある状態で手術を受けていました。ウルフは脳内のどこを刺激すると痛みを感じるのかを知るために、脳外科医の協力をとりつけ、患者の同意を得た上で、手術が終わったあと、実際に脳の多くの部位を刺激してみる実験を行いました。

まず、脳の表面を覆っている髄膜の一部をピンセットでつまんでみる。患者は「痛い」と知らせてくれました。次に脳の血管が痛むかどうかです。水道のホースをつぶすように血管をつまんでみると、確かに痛みが起こりました。でも、ウルフたちが一番知りたかったのは、脳の血管が拡張した時に痛むかということでした。

ウルフたちは、血管が拡張するように次のような工夫をしました。血管の3方向に糸を縫い付けて、その糸を三方から同時に引っ張る。すると、見事に血管が拡張し、そのたびに患者は、「頭が脈打つように痛い！　強い痛みを感じます」と報告したのです。軽い吐き気もしたそうです。

患者と医師との壮絶なまでの共同作業です。これによって、脳の血管が拡張すると片頭痛の拍動性頭痛に似た頭痛の起こることが証明されたのです。拡張すると痛むことは、頭蓋骨の外の血管も同様でした。

脳内で強い痛みを感じたのは血管でした。脳動脈瘤が破裂して痛む、あるいは片頭痛の血管が拡張して痛むのです。脳を覆って保護している髄膜でも痛むことがわかりました。髄膜に炎症が起こると髄膜炎となり、激しく痛みます。

意外ですが、脳自体（脳みそ）は痛まないこともわかりました。脳自体には痛みのセンサーがないのです。ですから、脳に腫瘍ができても脳そのものが痛むことはないのです。脳腫瘍が大きくなって脳の圧が上がり、周りの髄膜が圧迫されると、初めて頭痛が起こる。そうした説明も、ウルフたちの研究を参考にしています。

脳内セロトニンの減少が片頭痛につながる

ウルフの壮絶な研究の結果、脳内の血管の拡張と片頭痛の関係がわかってきたのです。次に、脳の血管がなぜ拡張するのかについて、歴史的な研究結果を発表したジェイムズ・ランス博士をご紹介します。

オーストラリア神経病学の生みの父と言われ、片頭痛を脳の病気として追究した先駆的な研究者の一人です。１９６０年、ランス博士はこう主張しました。

「脳の血管が拡張して片頭痛が起こるのは、脳内セロトニンが減少するからである」

ランス博士は、予兆として生あくびが出たり、情緒が変化したり、脈打つように痛む、といった片頭痛の症状をくわしく分析し、片頭痛に見られる多くの現象と脳内セロトニンの働きとに共通点があることに着目しました。

セロトニンはドーパミン、ノルアドレナリンなどとともに脳内物質と呼ばれています。

特にセロトニンは痛み神経ネットワークの情報伝達をしています。情緒、ストレス、睡眠、覚醒や痛みのコントロールにも関与し、さらに自律神経や血管にも作用し、血圧や脈拍に影響を与えます。ストレスによりセロトニンが過剰に分泌されると血管は収縮します。そしてストレスが過ぎ去った後でセロトニンの分泌が減少すると反動的に血管が拡張します。それが片頭痛を起こすと考えたのです。

セロトニンは一人で何役もこなしている不思議な物質です。おまけに、脳だけでなく体中にあります。とくに小腸粘膜や血液中の血小板に多く含まれます。脳のセロトニンの働きは重要ですが、その量は体内のセロトニンのわずか５％に過ぎないといわれています。脳以外でもいろいろな役割を果たしています。

ランス博士にとって困難な課題が「できるだけ自然な状態で脳のセロトニンの変化を知るにはどうしたらよいか」でした。

血液内のセロトニンを測定するには採血が必要ですが、採血のときの痛みが影響してしまいます。そこでランス博士は、脳内のセロトニンの変化を知るためには、尿中のセロトニンの変化を測定したほうがベターと考えました。脳から放出されたセロトニンは、最終的には尿から排泄されるからです。

ところが問題があります。尿中のセロトニンの変化から脳のセロトニンの変化を推測することはそんなに簡単なことではないのです。尿中のセロトニンが、小腸や血小板からのセロトニンに影響されていないかどうか、それを見極めることがとても難しいのです。体内のセロトニンは、運動やストレス、情緒など、さまざまな要因の影響を受けるので、それらの影響をできるだけ除去して、片頭痛によると思われる脳からのセロトニンの変化だけを検出しなければならない。これは本当に根気のいる研究です。

ランス博士訪問

30年前の夏休み、私はランス博士を訪ねたことがあります。その時、尿中のセロトニンの変化から脳内のセロトニンの量を推測することの難しさを直接聞きました。

そのころ、私は脳卒中と片頭痛の研究をしていました。脳血流の測定が仕事です。脳卒中ではどのように脳血流が低下しているのか、それを明らかにし、脳血流を増加させる治療法が開発できないかが研究テーマでした。片頭痛については、脳の血管の状態を脳血流測定で予測し、片頭痛のメカニズムを探ることができないかといった研究をめざしていました。特に片頭痛の研究についてランス博士の教えを請うという密かな目的もあったので、家族でオーストラリアに行った時、ランス博士宅に寄ったのでした。

南半球にあるオーストラリアは冬でしたが、日本の初夏のようなすがすがしい、気持ちの良い天候が続いていました。ランス博士の住まいは、シドニー湾に面したお城のような邸宅で、広い芝生の庭がシドニー湾の水際まで広がっていました。

ランス博士はこう言いました。

「片頭痛の原因はセロトニンだと思います。脳のセロトニンが減少すると血管が拡張して片頭痛が起こる、というのが私の仮説です。片頭痛の前後で尿中のセロトニンの変化を測定したのは私達が初めてです。脳から放出された超微量のセロトニンの濃度を尿中で測定し、その変化を確認するのは大変な作業でした」

同席していた共同研究者のウェルチ博士が、尿中のセロトニンの測定で脳でのセロトニンの変化を知ることの難しさを、次のように説明してくれました。

「たとえば、英国のエリザベス女王が糖尿病だと仮定し、女王の尿がお城からテームズ川に流れ込むとする。その下流で川の水を採取し、糖分を測定し、女王の糖尿病の状態を診断する。ランス博士の研究はそんなものですよ」

私は思わずランス博士に言いました。

「想像を絶する作業ですね。でも、壮大で、夢が感じられます」

「夢だよ。片頭痛もほかの脳の病気も、原因を見つければ必ず治療法が見つかる」

こう断言したランス博士の忍耐強い研究による発見が起爆剤となり、その後50年にわたる医学の進歩に道を開いたのです。

セロトニンを注射すれば片頭痛が治る!?

ランス博士の研究は矢継ぎ早に進みました。

まず、尿中のセロトニンの測定からわかったことは、片頭痛の早期、予兆の時期には、尿中のセロトニンは急速に増加する。ところが片頭痛が始まると、尿中セロトニンは逆に低下しているというものでした。天候の変化、ストレスからの解放など心身のリズムが崩れたときに脳のセロトニンが反応し、大量に放出されます。尿中のセロトニンも増加します。ところがその結果、脳ではセロトニンが枯渇してしまい、脳血管拡張が起こってしまうのです。その結果、片頭痛が誘発される。それが片頭痛発症のメカニズムでした。

ランス博士は次のステップへとジャンプしました。

「片頭痛の最中にセロトニンを注射すれば、片頭痛が治るに違いない」

ランス一門は、１９６５年に患者さんの同意を得て、試験的にセロトニン静脈注射を試みました。長い研究の成果に基づき、自信をもって行った試みでした。多くの患者さんが試験的な治療に参加を志願したそうです。

ところが、結果は惨憺たるものでした。

確かに、患者さんは「片頭痛はなくなりました」と言ってくれました。しかし、注射の直後から顔面蒼白、強い頻脈、発汗、ふるえ、興奮状態、血圧上昇などに襲われ、数十分間も錯乱状態にありました。セロトニンの静脈注射は片頭痛には有効でしたが、あまりにも副作用が多すぎるということが判明したのです。

最初の試みは残念な結果に終わりましたが、ランス博士は「セロトニンの注射が片頭痛に効いたことは間違いない」「副作用をなくすことが課題だ」と考えました。そして、ランス博士の研究に刺激され、多くの研究者がさらにセロトニンの研究を続けたのです。

「セロトニンは一つだけれど、いろいろなことをする物質なのか？」

ランス博士の研究からセロトニンの作用が多岐にわたり、血圧、体温、発汗、脈拍に影響し、運動過多（ふるえ、痙攣）、精神症状など多くの症状がセロトニンによって起こることがわかりました。

「セロトニンはいろいろな臓器に作用し、それぞれの臓器がそれぞれの反応をする」

「セロトニンが作用するセンサーにも、さまざまなタイプがあるのかもしれない」

「片頭痛を起こす血管だけに作用するセロトニンがあればよいわけだ」

こうして、科学者たちは競って宝探しを始め、セロトニンに似た、ありとあらゆる物質が、片頭痛を治すのに効果があるのではないかと試験されていきました。その結果、片頭痛のみに作用するセロトニン同様の物質、トリプタンが発見されました。この物質こそが片頭痛の特効薬となるのです。しかし、その研究を加速するために、もう一つ越えなくてはならない山がありました。

三叉神経が、セロトニンと片頭痛との橋渡しをしていた

片頭痛のメカニズムについての研究は、セロトニンを足掛かりとして、次に三叉神経の研究へと向かいました。

「片頭痛の主役は、どうもセロトニンより三叉神経かもしれない。ドクター・サカイ、あ

なたの片頭痛と脳循環の研究が参考になるよ」

２００７年、私にこう話しかけてきたのは米国ハーバード大学のマイケル・モスコウィッツ博士です。頭痛の国際学会で研究発表用のポスターをお隣同士で掲示していた時のことでした。

モスコウィッツ博士は動物実験で、片頭痛の基礎的な研究を行っていました。彼は医学研究、とくに片頭痛のような脳の研究は基礎と臨床の研究者が協力して、初めて成果が出る、社会に貢献できると考える人でした。

私は片頭痛が起きている人の脳内の変化に興味を持ち、実際に片頭痛時の脳ではダイナミックな血流の変化が起こっていることを報告していました。モスコウィッツ博士は、どうしてそんなことが起こるのかを動物のモデルで確認し、新しい理論を発展させていきたい、そのためにはトランスレーショナル研究（基礎医学の成果を臨床に応用するための研究）が重要だと話していました。この言葉は今でこそよく使われますが、当時はとても新鮮でした。

モスコウィッツ博士は、もともと三叉神経の研究を続けていた研究者です。あまり日の当たらない分野でしたが、片頭痛の研究の進展とともに俄然注目の的になりました。博士は、片頭痛の中心は三叉神経である、セロトニン低下が三叉神経の火付け役で、三叉神経からＣＧＲＰという血管を拡張する物質が放出されて脳と血管に嵐が起こる、と考えたのです。

三叉神経は感覚神経で、感覚信号を血管から脳に向かって伝えるのが役目です。逆に脳のほうから血管に向けて信号を送ることは逆行性伝導といわれ、三叉神経では普通起こらないと考えられていました。モスコウィッツ博士の学説は当時の常識を覆すものでした。私は「脳の不思議がまた見つかった」と驚き、片頭痛の研究にますますのめりこんでいく契機になりました。

その後、モスコウィッツ博士の研究は、片頭痛の「三叉神経・血管説」として、世界中で受け入れられるようになりました。セロトニンが三叉神経をコントロールし、三叉神経が片頭痛の脳血管をコントロールしているということです。

片頭痛の引き金となるセロトニンの減少により、三叉神経はセロトニンのコントロールから解き放たれ勝手に興奮し始めます。興奮した三叉神経は自らがコントロールしているはずの脳血管に向けて血管拡張物質のCGRPや、炎症を起こすプロスタグランディンなどをやみくもに放出する。その結果、脳血管は拡張し、周囲に起こった炎症により痛みが生じて脈打つ頭痛が起こる。セロトニンが第一走者で、バトンが次々と渡されていく、片頭痛リレーです。

CGRPが片頭痛リレーの最終ランナー

片頭痛のメカニズムに重要な役割を果たすCGRPとは一体何物なのでしょうか。

古くから多くの研究があり、CGRPの大事な役割は脳で脳血流が低下しないための安全弁だと考えられていました。

脳の活動に必要なエネルギー源となる酸素とブドウ糖は血流により供給されています。脳の活動に見合った量の血流が供給されるように脳の血管は拡張したり収縮したり調節されています。その調節は通常はノルアドレナリン、アセチルコリンといった交感神経、副交感神経の役目です。CGRPは緊急時に出動する物質と考えられます。脳への血流供給が減少すると生命維持が危険になります。そのような状態を放っておくと、脳への酸素供給が限界以下となり失神することになります。その前にCGRPが放出され、脳の血管が拡張され、脳血流を維持する。CGRPは脳に血液を送るために欠かせない、生体の非常装置と考えられているのです。

それでは片頭痛の脳は、体や環境のちょっとした変化を非常事態と勘違いしてしまうのでしょうか?

セロトニン低下で暴発した三叉神経からCGRPが放出され、脳の血管を拡張し、その際にしみ出たプロスタグランディンなどが炎症を起こし、片頭痛が始まります。CGRP

は片頭痛が起こる一連のプロセスの最終段階で主役を演じる物質だ、ということです。

体のリズムや環境の変化→セロトニンの消費と枯渇→三叉神経が興奮→CGRP放出→血管拡張、炎症→片頭痛発生

という構図がはっきりしてきたのです。

片頭痛の治療戦略としては低下した脳のセロトニンの活性化がまず必要です。片頭痛の発作を治療するには、セロトニンが担当していた三叉神経のコントロールを復活させ、CGRPの放出を阻止する必要があるのです。

片頭痛の画期的治療薬として開発され、広く使用されているトリプタンや、予防薬として開発され、米国では承認待ちの抗CGRP抗体（日本では臨床治験中）のいずれもが、これまでお話ししてきたセロトニン、三叉神経、CGRPの研究の産物です。トリプタンはセロトニンの片頭痛関連部位をピンポイントで活性化する薬、抗CGRP抗体は三叉神経から放出されたCGRPをブロックする薬です。薬については、第8章「頭痛薬の本当の話」でもう一度、より詳しくお話しします。

片頭痛の誘因は何か、改めて考える

片頭痛がセロトニンの減少で起こることがわかり、セロトニンを活性化して片頭痛の発作を防ぐ画期的な治療薬が開発されたことを説明しました。

これまでお話しした「セロトニン・三叉神経・CGRP」の片頭痛リレーの前提は、体のリズムや環境の変化でした。つまり、片頭痛やその他の慢性片頭痛の原因解明には、薬よりもさらに大事なものがあるということです。

片頭痛の原因究明の研究はまだ序の口です。セロトニンが枯渇するきっかけが何なのか、まだ不明なのです。

誘因を知り、予防法を明らかにしたい。研究者は次の課題を解決する糸口を探し始めました。医学研究の進歩のためには、何度でも現場に戻ることが鉄則です。患者さん自身が感ずる片頭痛の誘因は何なのか、患者さんに聞くことです。

外来で「片頭痛の誘因、あるいは引き金で気が付いたことがありますか?」と患者さんに伺うと、患者さんはこう言います。

「ストレスです」

「生理のときは必ず」

「雨とか、天候、そう、台風のとき」

これが誘因のトップスリーです。ストレスは職場の忙しさが圧倒的に多く、特に忙しさを我慢するのがいけないようです。ただ、私が「ストレスの最中ですか? それとも忙しい仕事が一段落してホッとした時ですか？」と問うと、しばらく考えた後、はっとしたように、「そういえば、一段落したときに起こるのかもしれません」と、思ってもいなかったことに気づく方がほとんどです。

片頭痛の誘因としては体や心のリズムの変化が関係していると感じている患者さんが少なくありません。周囲の環境の変化、自分の心や体の変化、あるいは生活習慣の変化などです。

週末に頭が痛くなるというのは片頭痛の特徴の一つです。週末にホッとした時、とくに二度寝などをすると片頭痛が起こる人が多いのです。

「私が離婚したのは片頭痛のせいだと思います」と言われる方は、週末頭痛も原因の一つだったかもしれません。特に共働きで頑張っているご夫婦の場合、パートナーが週末ごとに片頭痛では、憩いの時も持てません。

週末に片頭痛になりやすいことは「片頭痛が何らかの変化に反応して起こる」ことを見事に証明しているのです。しかし、週末片頭痛が離婚の原因になってはたまりません。週末片頭痛の予防法として、第2章でお勧めした「週末リフレッシュ作戦」をぜひ試してみてください。

においで片頭痛が起こる

片頭痛の誘因について、患者さんから、こんな話を聞かされることがあります。

「私はにおいに敏感なんです。においで片頭痛が起こることもあります。とくに片頭痛の最中は香水にも敏感になって、においを嗅ぐだけで必ず気分が悪くなります。どんな種類のにおいでもそうなんです」

「主人が使うヘアリキッドは無臭のものにしてもらっています。普段は気にならないのですが、朝、主人の出勤時、行ってらっしゃいのキスをする時に、無臭なのに微臭を感じることがあるのです。その日のお昼前には必ず片頭痛が始まります。動くとつらくて、吐くこともあります」

患者さんのするどい観察力にはいつも驚かされます。

片頭痛にとって外敵は「におい」だけではありません。すでにお話ししたように、天候や睡眠、食事や運動、ストレスやホルモンのバランス、その他にもたくさんあります。いわば、生活する上での環境や習慣など、ほとんどすべてが誘因となり得ます。

なぜそういった誘因で片頭痛が起きてしまうのでしょうか？

こうした患者さんの質問には、「片頭痛がなくなりました」、「片頭痛を自分で治しました」、「片頭痛が少なくなり、人生が変わりました」、「健康寿命が延びそうです」という

方々のお話を、私はぜひ参考にしていただきたいと思います。すばらしい答えが隠されています。たとえば――、

「先生、びっくりしました。お母さんが病気になったので、代わりに毎朝の犬の散歩を始めました。散歩をすると、気持ち良いくらい爽快感を味わうことができます。なぜかその頃から頭痛が減ってきました」(中学2年生女子)

「会社が休みの日の朝はつい二度寝してしまいます。そうすると必ず片頭痛が起きます。それで、もう休日も休みはなしと諦めて、ある時から、前日に家族と遊ぶ予定をたてて、あちこちに出かけるようにしたのです。そうしたら、先生、驚いたことに休みの日にあった頭痛が起こらなくなりました。しかも、家族サービスで動いているのに、かえって1週間の疲れがとれた気がします。頭痛はないし、楽しいし、まさにリフレッシュされた感じです。家族との愛情も深まった気がします」(35歳男性会社員)

リラックスしたために(ストレスから解放されたために)起こる片頭痛がこんなリフレッシュ作戦で、見事になくなることがあるのです。残念ですが片頭痛が起きて、そして消える――。その起承転結のはっきりしたメカニズムはまだ解明されていません。代表的な学説はシェーネン博士の次のような考えです。

片頭痛の脳は反応が良すぎ、また慣れることがない

片頭痛の脳は優れた反応性を持ち、ＩＱも高い傾向にあります。その科学的根拠を最初に示したのはベルギーのジョン・シェーネン博士です。脳の電気生理学（脳波など）の第一人者です。

シェーネン博士は知性とユーモアに富んだ学者で、「学会では白熱した議論はもちろん必要だが、お互いいつも頭ばかり使っているから、時には徹底的に脳を休めることも、脳の再生産に必要」と、私に笑いながら話してくれたことがありました。

私が驚いたのは、１９９７年にシェーネン博士がオランダのフェラーリ博士とアムステルダムで共催した国際頭痛学会でのことです。ヨーロッパ文化を堪能してほしいと言われ、学会のソーシャルプログラムは世界一すぐれた音響効果で知られたコンサートホール、コンセルトヘボウでのオーケストラ演奏でした。指揮はＮＨＫ交響楽団の指揮者も務めたヴォルフガング・サバリッシュでした。学会に参加した研究者は学会のかたわらに味わうヨーロッパ文化の重厚さに圧倒されていました。

私は２００５年に第12回国際頭痛学会の会長を務めましたが、シェーネン博士に倣って、日本の文化を知ってもらうために、開催地は京都、学会のソーシャルプログラムは山下洋輔さんのジャズピアノと林英哲さんの和太鼓のデュオにしました。このコラボは、なかなかに

し礼さんが企画してくれました。京都に集まった１０００人以上の海外からの参加者は「これが日本の新しい文化だ。調和のシンボルだ」と感動してくれて、拍手が鳴りやみませんでした。シェーネン博士からは学会全体が大成功だとお褒めのお言葉をいただきました。

さて、そのシェーネン博士を「本当に素晴らしい」と私が感じたのは、１９９５年の論文で「片頭痛の脳は刺激に対する反応が良いだけでなく、刺激に慣れることがない」と書いていることです。

シェーネン博士は光、音、におい、痛みなどの刺激に対する脳細胞の反応を脳波に似た誘発電位装置で測定しました。普通の人は、刺激を繰り返し受けると脳活動の反応は徐々に低下します。すなわち刺激に対する慣れの現象が生じます。ところが片頭痛の人の脳では慣れの現象が起こらず、いつまでも良い反応が続きます。なかには刺激とともにかえって誘発電位の増加する人も多いことがわかりました。

ところが反応性の良すぎる脳は、片頭痛のくる気配で天気予報もしてしまいます。周囲の環境からの刺激に常に新鮮に反応し、慣れることのない、働きの良すぎる脳なのです。逆に言うと、脳のリズムが常に周囲の変化に振り回されることにもなります。心身のベストなリズムを保てないのです。

このことは片頭痛が治ったという人達に、もう少し詳しく話を聞くと納得できます。

たとえば「太極拳を始めたらよくなりました」、「ゆっくりしたヨガを始めたら片頭痛が減りました」と言う人に、「そうしたことでどうして片頭痛が解消されたのでしょうか？」と聞いてみます。

患者さんは異口同音に「何か、自分の体のリズムが安定したのではないか」と答えます。そう、ゆっくりとした動きとマインドコントロールが、反応が良すぎる脳をうまくコントロールしていたのです。生体のリズムを保つのもセロトニンの役割と言われています。

このように片頭痛のメカニズムを考えていくと、片頭痛は薬を使わなくても、日々の生活を整えることで、予防できる可能性が感じられます。医学的根拠も十分あります。

たとえば、シェーネン博士は片頭痛の新しい治療法の開発にも努力していて、三叉神経や大後頭神経の磁気刺激や電気刺激を利用しています。これらの治療法の背景には、別の刺激を与えると、脳の反応が和らぐという理論があるのです。頭の外から電気刺激や磁気刺激を加え、その信号が痛み神経や脳そのものに良い刺激となるという学説に基づいています。この治療法は米国で医療機器を審査するＦＤＡ（アメリカ食品医薬品局）で承認されるとのことです。

簡単に言うと、脳に良い信号を送り、脳のリズムを安定させると、片頭痛は食い止められるというわけです。これを応用して私が考案したのが、「片頭痛予防体操」なのです。

芥川龍之介が描いた「前兆のある片頭痛」

片頭痛発作が起こるのは脳の反応が良すぎるためとはいえ、その結果起こる片頭痛発作はあまりにも激しく展開し、次々と不思議で不快な症状が続きます。欧米ではよく、「片頭痛は4楽章の交響曲」と言われます。4楽章とは、予兆、前兆、頭痛、回復です。

予兆は生あくび、情緒不安定、むくみなど、本人には漠然とした症状です。それに対し前兆は多くの片頭痛患者さんにとって奇妙で恐ろしくもある体験です。典型的な前兆は閃輝暗点で、ジグザグ模様が視界の中で光りながら拡がって見えます。患者さんは「人にはわかってもらえないのでは」と不安で、あまり話題にしたがりません。ただ、小説家が片頭痛、特に前兆を経験すると、そのことを書かずにはいられないようです。

片頭痛の症状を克明に綴った文学作品があります。芥川龍之介の代表作「歯車」です。これは死の直前の芥川自身の生活を書いたもので、死に向かっていく芥川の姿が生々しく描かれています。この中で芥川は、自分自身の片頭痛を見事に描写しています。「歯車」を読むと、芥川の頭痛は、「前兆のある片頭痛」と診断できます。

片頭痛の起こり方には2種類あり、頭痛の前触れとして前兆がある場合とない場合とがあります。前兆は「頭痛が起こる前にチカチカ輝きが見える」という症状が多く、代表的な例が、前述した聖パウロが「神のお告げ」と信じていた閃輝暗点です。

視野にチカチカした眩しいものが小さく見え始め、10分から20分かけて、それが拡がっていきます。米国頭痛学会のホームページには、そうした前兆を体験した人々が、自身が見た閃光を描いた閃輝暗点の絵画が掲載されています。閃輝暗点の姿はさまざまで、ジグザグの虹が動きながら大きく拡がるもの、万華鏡が徐々に拡大するもの、きらきらした水車が回りながら拡がっていくものなど、驚くほどいろいろあります。

芥川は前兆があったときの描写を強調して書いています。この小説の中で、それを「歯車」と表現しています。そう、タイトルそのものです。以下、紹介しましょう。

「僕の視野のうちに妙なものを見つけ出した。（中略）絶えずまわっている半透明の歯車だった。（中略）歯車は次第に数を殖やし、半ば僕の視野を塞いでしまう、が、それも長いことではない、暫らくの後には消え失せる代りに今度は頭痛を感じはじめる、――それはいつも同じことだった。（中略）こういう歯車は（中略）二十前にも見えないことはなかった」

「半透明な歯車も一つずつ僕の視野を遮り出した。（中略）歯車は数の殖えるのにつれ、だんだん急にまわりはじめた。同時にまた右の松林は（中略）丁度細かい切子硝子を透かして見るようになりはじめた。（中略）三十分ばかりたった後、僕は（中略）烈しい頭痛をこらえていた」

典型的な閃輝暗点そのものです。約30分続いて、その後に激しい頭痛がくる。『国際頭痛分類・診断基準』によると前兆は通常5〜60分持続します。芥川は20歳以前から同じような症状を経験していたと言っていますから、10代の頃から片頭痛で苦しんでいたことになります。

次の描写などにも、私は「片頭痛」の気配を感じます。

「電燈の光に輝いた、人通りの多い往来はやはり僕には不快だった。（中略）僕は努めて暗い往来を選び、盗人のように歩いて行った」

「僕は縁起の好い緑いろの車を見つけ」

「彼女の着ているのは遠目に見ても緑いろのドレッスに違いなかった。僕は何か救われたのを感じ、じっと夜のあけるのを待つことにした」

片頭痛の人が光に過敏なことは先に触れました。片頭痛の時は「とにかく暗い静かな部屋でじっとしていたい」、「光も音も嫌だ」というのが患者さんたちの特徴で、光を避けたがるのが常です。小説を読むと、芥川もそうだったと、よくわかります。さらにいえば、海面でキラキラ輝く反射光など、急激な光の刺激も片頭痛を誘発します。

「片頭痛」の研究者たちが「この小説は素晴らしい」と唸るのは、芥川が色の違いも片頭痛の脳に影響をおよぼすと考えていたことです。

芥川は「緑いろ」に救いを感じると書いています。これは大脳生理学の研究の大家として有名なハーバード大学のラミー・バースタイン博士が報告した、「片頭痛の脳に安らぎを与える色は緑」という最新研究結果とみごとに一致しているのです。

「しかし幸いにも頭痛だけはいつの間にか薄らいでいた」

「僕は頭痛のはじまることを恐れ、枕もとに本を置いたまま、〇・八グラムのヴェロナァルを噛み、とにかくぐっすりと眠ることにした」

片頭痛の痛みを治める一番の方法はゆっくり眠ることです。芥川の主治医であった精神科医の斎藤茂吉もそれを当然知っていたのでしょう。「ヴェロナァル」は当時使用されていたバルビタールの商品名で、0・8グラムは睡眠薬として処方される量です。

芥川は「歯車」執筆後に服薬自殺をしました。睡眠薬として処方されていたバルビタールを大量に飲んだのではないか、とみられています。

片頭痛の主な前兆

芥川龍之介が見ていた閃輝暗点は片頭痛の前兆として起こり、片頭痛のシンボルのように特徴的な症状です。ただ実際は、前兆のない片頭痛のほうが多いのです。患者さんに「片頭痛です」とお話しすると、「でも先生、私の頭痛にはチカチカが来ないのですが」と念を押されることも少なくありません。

そういった患者さんが、何回目かの診察で、
「先生、先週、あのチカチカが見えました。前兆の閃輝暗点ですね、初めて起こりました」
と、報告をしてくれることもよくあります。

チカチカ見える前兆と頭痛との組み合わせが、片頭痛に特徴的な一連の症状には違いありません。しかし、前兆が起こるのは片頭痛患者の30％程度で、前兆のある片頭痛のほうが少なく、一生、前兆が起こらない人もいます。前兆があったりなかったりする人もいます。片頭痛の前兆として閃輝暗点が必ず起こるという人は少ないくらいなのです。

確かに、聖パウロや芥川龍之介の閃輝暗点は片頭痛の前兆として象徴的で、本人にも大きなインパクトを与えました。でも、後白河上皇の片頭痛には前兆はなかったようです。ただし、前兆のない片頭痛が前兆のある片頭痛より軽いわけでは決してありません。

367種類の頭痛のなかには①前兆のある片頭痛、②前兆のない片頭痛、③前兆だけで頭痛の起こらない片頭痛、この3分類があります。

片頭痛の前兆は脳の一部の細胞が興奮することで起きます。その際、三つの片頭痛がいろいろな組み合わせで起こっています。しかし、この組み合わせを作る脳のメカニズムはまだ解明途中です。

片頭痛の前兆は閃輝暗点のほかにも多々あります。

たとえば、ものが大きく歪んで見えることがそうです。遊園地によくある凹面鏡や凸面鏡の前に立って、自分の顔や体が大きく歪んで見えて大笑いしたことはありませんか。片頭痛の前兆の最中に、この不思議な鏡に映るように自分が大きくなったように感じ、まわりのものが歪んで見えることがあります。ルイス・キャロルが書いた児童小説『不思議の国のアリス』では、主人公の少女アリスが白ウサギを追いかけて不思議の国に迷い込みます。その小説の挿絵には「世界が変わって見える」様子が描かれています。ものが歪んで見えるような片頭痛の前兆は「不思議の国のアリス症候群」と呼ばれて、学術的な論文でもよく使われています。

その他にも、話がしにくくなる、唇や手の片側がしびれる、といったいろいろなタイプの片頭痛前兆があります。しかし、代表的な前兆は、やはり閃輝暗点の視覚前兆です。

閃輝暗点は脳の興奮の波紋

最初に、視野の中心に何か小さいもの、見えにくい部分があることに気づきます。手で振り払おうとしてもそれが消えません。そのうちギラギラし始め、それがだんだん大きくなり、そしてギザギザの虹の輪のようになって片側の視界に拡がっていきます。最初の見えにくかった部分が次第に眩いほどに輝いていくので、閃輝暗点と命名されました。

前兆症状の閃輝暗点は時間にして5分から60分くらい続きます。その後、視界の外に消えます。そのあとに頭痛が起こります。前兆が拡がった視界とは反対側の頭が激しく脈打つように痛むのです。

閃輝暗点の最中に目をつぶってみると、閃輝症状ははっきり見えます。強い照明の光や日光のまぶしさであれば、目をつぶると消えるはずです。しかし、逆です。閃輝暗点は目ではなく脳で見ていることになります。視覚中枢は脳の後頭葉にありますが、その部分から脳細胞の興奮が小さく波打つ波紋のように広がると考えられています。

次のページの図は見えない部分が徐々に拡がり、前線はジグザグに明るくなり、すりガラスのように見えにくい部分が後を追うように続くことを示しています。ヨーロッパの中世の城塞のようにも見えることから、要塞スペクトルとも呼ばれます。この絵の原図は1904年に英国の神経学者ウィリアム・ゴワーズが閃輝暗点の特徴として自分の著書に図示したものです。

最近のMRI検査で、閃輝暗点の、脳の視覚中枢のある後頭葉表面に、興奮と抑制が交互に起こり、水面の波紋のように拡がっていく様子がとらえられています。後頭葉の一部で、視野の中心を見る部分から脳細胞の興奮が始まり、次第に周囲にゆっくりと、1分間に2〜3ミリ（時速約15センチ）の速度で拡がっていき、20分もすると後頭葉を超えて脳の

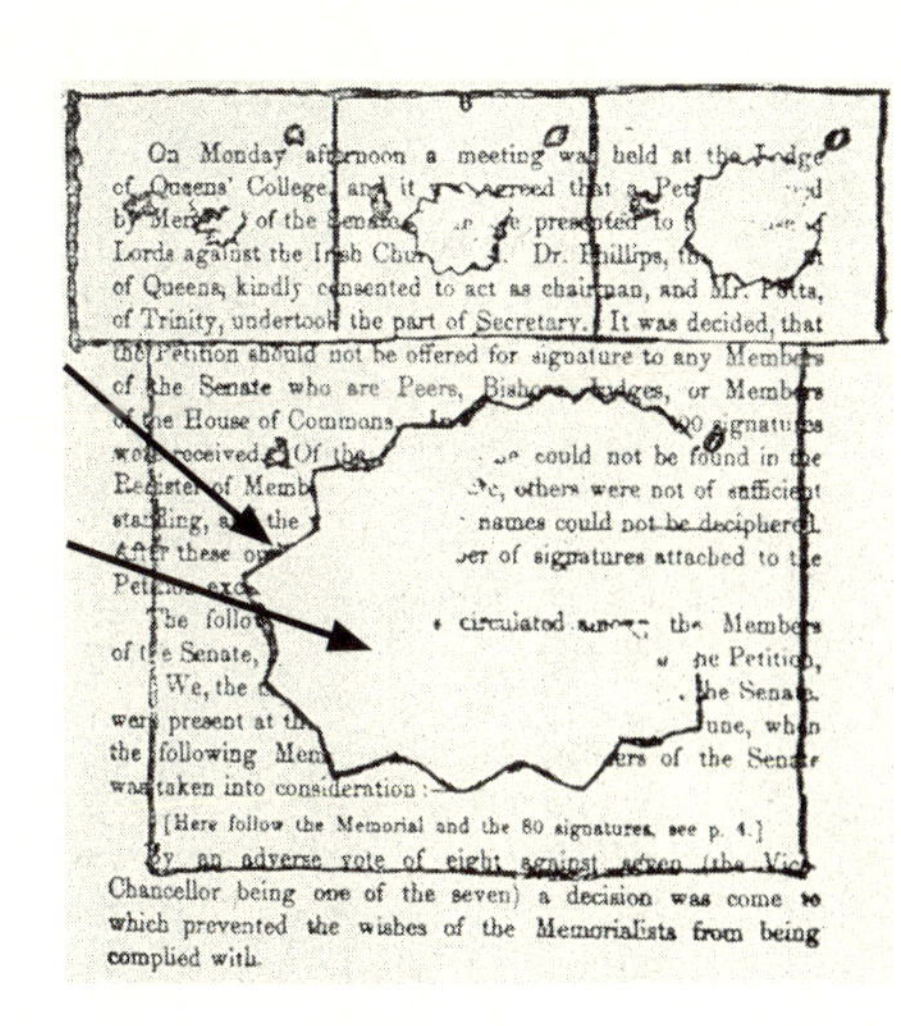
On Monday afternoon a meeting was held at the Lodge
of Queens' College, and it was agreed that a Petition
by Members of the Senate presented to the House of
Lords against the Irish Church. Dr. Phillips, the
of Queens, kindly consented to act as chairman, and Mr. Potts,
of Trinity, undertook the part of Secretary. It was decided, that
the Petition should not be offered for signature to any Members
of the Senate who are Peers, Bishops, Judges, or Members
of the House of Commons. In 00 signatures
were received. Of the could not be found in the
Register of Memb , others were not of sufficient
standing, and the names could not be deciphered.
After these o of signatures attached to the
Petition exc
The follo circulated among the Members
of the Senate, the Petition,
We, the the Senate,
were present at th une, when
the following Mem ers of the Senate
was taken into consideration :—
[Here follow the Memorial and the 80 signatures, see p. 4.]
By an adverse vote of eight against seven (the Vice
Chancellor being one of the seven) a decision was come to
which prevented the wishes of the Memorialists from being
complied with.

他の部分にも影響していく。手のしびれや話しにくさといった症状が出ることもあります。前兆期の後頭葉の血流は全体としては低下しています。

そうした片頭痛の前兆の原因となる脳の病態は「皮質拡延性抑制」と呼ばれています。しかし、片頭痛の閃輝暗点の場合、何が脳の波紋の拡がりを起こすのか、残念ながらまだわかっていません。ただ「脳の反応が良すぎる」だけでは閃輝暗点の説明になりません。

第4章　緊張型頭痛、群発頭痛の正体

軽く見られがちな緊張型頭痛

慢性頭痛で悩む人の約60％は緊張型頭痛に分類されています。もっとも多い一次性頭痛です。小児から中高年まで、幅広い年齢層に起こる頭痛です。

毎日のように頭が重く、頭全体をギューッと締め付ける痛みが一日中続きます。特に午後から夕方になるとひどくなります。ストレスの最中に起こりやすいことから、ストレス頭痛とも言われています。この点は、片頭痛がストレスから解放された時に起こりやすいのとは極めて対照的です。

精神的ストレス、身体的ストレス、いずれの場合でも起こります。精神的ストレスは、不安、情緒不安定、憂鬱などが原因です。身体的ストレスは、頭を支えている首の周りの筋肉のこりが原因です。不自然な姿勢や、うつむき姿勢、長時間のパソコン作業は要注意です。

ここまでの話で、「よくある肩こり頭痛のたぐいですか。自分で肩をもむことでやり過ごせそうですね」と感じられた方もいるかもしれません。これはよくある誤解です。

実は、緊張型頭痛はかなりつらい頭痛になることが少なくないのです。さまざまな痛みに悩まされます。たとえば、「まるで孫悟空の頭の輪をはめられたみたいで、一瞬でもいいから輪をはずしてほしい」、「頭、首、肩の全体におもりをのせられ、頭がつぶれそう」、「頭痛で仕事に集中できず能率はゼロ」、「ネックレスはどんなに軽いものでも首の違和感から頭痛になります」、「髪を後ろで結んでいると頭痛がひどくなるので、ポニーテールにできません」と悩みの多い頭痛なのです。

三大慢性頭痛の一つの緊張型頭痛は、決して軽い頭痛の代名詞ではありません。わかっていただけたと思います。では、なぜ緊張「**型**」頭痛と呼ぶのか、疑問をもった方がいらっしゃるかもしれません。ストレスが原因ならストレス「**性**」頭痛、あるいは緊張「**性**」頭痛といったほうが妥当ではないのか、と。

実は、約20年前に頭痛分類の日本語名を決める日本頭痛学会の会議で、このことが大論争となりました。論点はこうです。

精神的なストレスや緊張が原因とわかっているものばかりであれば緊張**性**頭痛とし、姿勢の悪さなどの身体的ストレスによる筋肉の収縮やこりが痛みの原因であれば筋収縮性頭痛とすればいい。

しかし、緊張型頭痛の原因はストレスや緊張がほとんどだとしても、ストレスや緊張以外に、うつ状態、情緒障害、不眠などさまざまな誘因が関与していると考えられる。しかも、それらのさまざまな原因がなぜ頭痛を起こすのか、メカニズムはまだはっきりしていない。

ストレスや緊張が関与するから、これらの一連の頭痛群をすべて緊張**性**頭痛と呼んでしまうと、すべてがストレスによる頭痛として単純に処理されてしまう。すべてを緊張**性**頭痛と決めつけるほど単純な頭痛ではないのではないか。ストレスと決めつけては、治療法も進歩しない——。

「単なる緊張**性**頭痛」ではない、ということで意見が一致したのです。このようにして緊張**型**頭痛という病名は採用されたわけです。このつらい頭痛のメカニズムと対処法については、もっとサイエンスの光をあてることが必要なのです。

緊張型頭痛の自己診断チェック

結局、似たような頭痛をすべて緊張型頭痛と総称することから始め、どのような症状の頭痛を緊張型頭痛と呼ぶかは、『国際頭痛分類』に基づいて日本語の診断基準を決め、皆が共通の診断基準を共有して研究をすすめることになりました。

しかし、現時点での研究レベルでは、頭痛のメカニズムの解明はできておらず、緊張型頭痛も緊張性頭痛とほぼ同意語として使用されているのが現状です。緊張型頭痛についてはさまざまな似たもの同士の頭痛をひとまずひっくるめて診断し、さらにメカニズムの研究を進めているのが現状なのです。しかし、私たち医師は決して頭重感としかとらえられないよくわからない頭痛を安易に緊張型頭痛にしてしまうような「くずかご診断」は行っていません。

では、そこで決まった診断基準の日本語版です。

自己診断チェックをやってみてください。

チェックのついた項目が4つ以上あり、片頭痛のような吐き気、光・音過敏がなければ、ほぼ確実に緊張型頭痛です（『国際頭痛分類・診断基準』による）。

- □頭の両側が痛む
- □頭がギューッと締め付けられるような、圧迫されるような痛みがある
- □寝込むほどの痛みではない
- □歩行、階段を上るなどの動きで頭痛がひどくなることはない
- □頭痛があるときに吐き気はない

□頭痛のとき光を過敏に感じることはない
□頭痛のとき音を過敏に感じることはない

どうでしょうか。

緊張型頭痛は頭の周囲の血管が収縮して、筋肉が硬くなって起こる頭痛の総称ですので、おじぎをして脳や頭全体が鬱血して圧が上がっても、頭痛がひどくなる人はいません。「おじぎで片頭痛と緊張型頭痛とを見分ける」、やはりこれが基本です。

ただし、やっかいなことに片頭痛と緊張型頭痛の両方が起きる混合型もあります。仕事のストレスがかかる平日は緊張型頭痛が続き、休日、ホッとしたときに片頭痛になる場合は、このタイプと考えられます。

緊張型頭痛の原因は首の神経にあり

緊張型頭痛はストレス頭痛ともいわれます。

片頭痛がストレスの最中より、ストレスから解放されてホッとした週末などにセロトニンが枯渇してよく起こるのに対して、緊張型頭痛はストレスの最中、ストレスそのものが原因で起こります。

たとえばパソコン作業を一日続けると、夕方から頭全体が重く、締め付けられるような頭痛が起こります。

パソコン作業のようにうつむき加減の姿勢を続けると、頭を支える首の筋肉（後頸部筋群・上部僧帽筋）に負担がかかり続け、筋肉が持続的に収縮します。触診してみると、後頸部の筋肉にゴリゴリとした塊のようなこりがあるのがわかります。筋肉の収縮とともに、疲労物質の乳酸や痛み物質のプロスタグランディンなどが洗い流されず、筋肉に溜まったままになって、とても硬くなるのです。

首の筋肉は頭部全体を包む筋肉と幾重にも重なっており、頭全体の筋肉も収縮が続くため、緊張型頭痛が起こると考えられています。実際に、以前の分類では筋収縮性頭痛と呼ばれていたくらいです。

肩こり頭痛というより、首こり頭痛です。

細かい仕事は精神的にも疲れ、ストレスになります。緊張型頭痛は精神的及び身体的ストレスがそのメカニズムの中心だと考えられるのです。

立って歩く生活をしている人類にとって、頭を支える首の筋肉の働きは重要です。脳というのは不思議なもので、頭を支えている首の筋肉の収縮のバランス情報を自分の位置を知る参考にしています。

ところがストレスや疲労によって、首の筋肉があちこちでこるように収縮したのでは、脳は自分の置かれた位置がわからなくなり、ふわふわと雲の上を歩くような感じになります。これが緊張型頭痛によく見られるめまいです。首には神経が密に分布して脳に安定感を与える連絡回路がたくさんあるのです。

そして神経がたくさんあるだけに、不自然なうつむき姿勢などによる首の筋肉へのストレスや疲労が、首の筋肉に緊張型頭痛の痛みを起こすとともに、首の神経から脳に伝えられた不快な信号が脳に記憶され、それが慢性の緊張型頭痛の原因になります。

緊張型頭痛と片頭痛とは、見分けが難しい

ただし、厄介なことがあります。

「先生、私の片頭痛は首のこりから始まります。首や肩のこりが片頭痛の原因なんですか？」

こういった質問が、繰り返し患者さんから飛び出します。

確かに、首が強くこった感じから頭痛が始まり、緊張型頭痛かなと思っていると、そのうちひどく頭の片側あるいは全体がガンガンして片頭痛だとわかることが少なくありません。

片頭痛持ちの後白河上皇が、肩から首にかけての強いこりを訴えていたことをおぼえていますか？　後白河上皇が感じた強い肩こりは、実は片頭痛の始まる兆候でした。

緊張型頭痛の原因は後頸部筋群や肩僧帽筋の収縮が最初の兆候ですので、首の触診は欠かせません。

「首の後ろの方を診察してよいですか」と、首の後ろ、頸椎の両脇に沿った筋肉の硬さとしこりを診察します。マッサージをするような触診です。

患者さんに「この硬さ、しこりがあるのがわかりますか？　痛みます？」とお聞きして、「わかります。そんなに痛くない、イタ気持ちいい感じ」と返事が来れば、緊張型頭痛の筋肉のこりです。

緊張型頭痛の人には、後頸部に筋硬結のあることを本人にわかってもらう必要があります。硬くなった筋肉には血液が流れないので、自分でマッサージをして筋肉をほぐすのが一番だからです。どこに筋肉のこりがあるか、自分で知っていないと、どの部分をマッサージすればよいかがわかりません。

マッサージする場所は、首の後ろの頸椎の両脇、頭蓋骨の下縁から肩の筋肉までが目安です。マッサージの目的は、首の筋肉に溜まった疲労物質、痛み物質を血流で洗い流すことです。筋肉の血行をよくするつもりで、優しくマッサージするのがコツです。皮膚を痛めないように、クリームかジェルを使ってください。お風呂で石鹸を使ってもオーケイです。
それにしても、なぜ、片頭痛の痛みが、緊張型頭痛と紛らわしくなってしまうのでしょうか？

これは片頭痛の血管の痛みが三叉神経を介して脳に伝わる途中で混線して、首の神経に痛みが放散し、まず首の痛みと感じてしまうことが原因なのです。

脳幹にある三叉神経・脊髄路（中継）核という部分には、三叉神経が脳へ痛み信号を伝え、また頸神経が首からのこりや痛み信号を伝える経路が集中しています。末梢神経から中枢神経に信号をバトンタッチする中継所なのですが、ここで混線が起こり、緊張型頭痛か片頭痛かがわからなくなってしまうことがあるのです。駅伝にたとえると中継所でタスキを別のチームのランナーに渡してしまうような混線です。特に、脳の血管から三叉神経を介した片頭痛信号の一部が頸神経に伝わってしまうことが少なくありません。そうなると、緊張型頭痛か片頭痛かの区別が難しくなるのです。

両者を識別するのには、混線が起こる前の状態を確認するしかありません。原点に戻ってみるわけです。緊張型頭痛では首の後ろの筋肉のゴリゴリです。片頭痛では、おじぎや前かがみの姿勢をとると頭痛がひどくなる。これで区別するのです。

危険な「頭重感」

もう一つ、緊張型頭痛には意外な落とし穴があります。

「頭重感」というのは、緊張型頭痛の典型的な症状なので、病院でこんな誤診が生まれる可能性があります。

「先生、すごく頭が重い感じなのです」

こんな患者さんに対して、医師がこんなふうに言うことがあります。

「頭痛というより、頭重感ですね。いろいろな原因で起こりますが、ほとんどはストレス、自律神経失調により起こります。軽い緊張型頭痛だと思います。散歩やストレッチなどをして、体をほぐすようにしてください」

つまり、頭の重さ、「頭重感」が軽い緊張型頭痛の代名詞にされてしまうのです。

でも、注意が必要なのです。二次性頭痛、すなわち頭部の病気が頭重感から始まることも、少なくないのです。脳腫瘍、慢性硬膜下血腫、高血圧による頭痛（褐色細胞腫のような重症の高血圧）は、脳の圧が高まり周囲を圧迫することで頭痛が起こりますが、たいていは頭重感から始まります。その他、頸椎症、副鼻腔炎などの影響で起こる頭痛も頭重感が持続することがあります。緊張型頭痛の症状の典型である「頭重感」は軽視できません。

樋口一葉の頭痛

先に芥川龍之介の「歯車」を「片頭痛文学の傑作」と考え、紹介しました。もうひとり、樋口一葉も頭痛と深いかかわりがある文学者です。

樋口一葉は片頭痛と緊張型頭痛（肩こり頭痛のタイプ）の両方を持っていました。片頭痛は典型的なつらい頭痛ですが、樋口一葉の頭痛で注目すべきは、緊張型頭痛もとてもつらい頭痛になることが見事に描写されていることです。

その辺を井上ひさしの戯曲「頭痛肩こり樋口一葉」からご紹介しましょう。

物語は、樋口夏子（のちの一葉）が19歳の明治23年から、明治31年、彼女の母の新盆までの8年間の盆の16日を描いたものです。主人公の夏子は貧乏の泥沼の中、小説家を目指すが、書いても書いても、小説はまったく売れず、頭痛持ちになった——。夏子の姿が、時にユーモラスに、実に味わい深く描かれています。

物語は少女たちの可憐な盆の練り歩き唄から始まります。

女性たちが、たわいない愚痴と世間の噂話で盛り上がっていると、突然、夏子が両手で頭をはさんで絶叫します。

「痛むんです、頭が。割れそうなんです。だれか玄能（げんのう）でこの頭を断ち割ってください！」

樋口一葉の頭痛の激しさがわかる瞬間です。

井上ひさしはこのほかにも、「夏子、ふと起き上る。だがすぐに頭を抱え、横になってしまう」、「あれからすっかり頭痛持ちになってしまいました」と、ある時期から夏子が頭痛で寝込むようになったことを書いています。一葉が父を亡くし、生活のために筆をとるようになった頃からと思われます。

その激しい頭痛も「なんだかすっきりしちゃったの。さっきまでの頭痛が嘘のよう。邦(くー)ちゃん（妹の邦子のこと）、お客さまにお茶をさしあげて」と、しばらくするとケロリと治って起き上がり、周囲が驚くほど多弁になります。

その通りなのです。片頭痛は半日もすると治ります。もっと短い場合もあります。しかし、2日や3日と、長く続くことも稀ではありません。皆さん、頭痛発作のないときはケロッとしています。それに頭痛のない時には脳の反応が良くて、てきぱきとしっかりした仕事をする人がほとんどなのです。芥川も一葉も、その代表です。

ところが、2歳下の妹には頭痛で苦しんでいる時の一葉の姿と、そうでないときの一葉とのあまりの変容ぶり、そのギャップが信じられません。本当に戸惑っています。

これは現在も一緒です。片頭痛に悩む人の苦しみを、周囲の人はなかなか理解できません。「あの人はすぐ弱音を吐く」、「精神的に弱いからすぐ倒れるのだ」、「頭痛というが、要は、サボっているだけだ」と見られがちです。そうした偏見を取り除くためにも、「片頭痛は病気だ」と、正しく理解してもらう必要があります。

一葉の緊張型頭痛対処法

一葉は片頭痛の他に、ひどい肩こりにも悩まされていました。これは、左手で、のべつ頭痛のする箇所や右肩を叩きながら筆を動かしていたという描写からわかります。

現在なら「肩こり頭痛」と診断されるはずです。

前述した緊張型頭痛です。そこでも指摘したように、たまった疲労物質や痛み物質を洗い流すために血行をよくすることが一番効果的な治療法です。その点、一葉のように、「手でトントンと肩を叩く」のは理にかなっています。自分でできる方法の一つなのです。

さて、賢明な読者は不思議に思われるかもしれません。

「後白河上皇の肩こりは、片頭痛の前ぶれだったのに、樋口一葉の肩こりは緊張型頭痛。どう違うのですか?」

これはとても良い質問です。なぜかというと、これは私が患者さんと一緒にずっと考えてきた疑問だからです。片頭痛と緊張型頭痛とはメカニズムがまったく違うのに、共通した症状が多くて紛らわしく、患者さんはどちらの頭痛かを自己診断するのに大変苦労するのです。

一般的に、緊張型頭痛では頭痛の最中に肩がこりますが、運動やマッサージ、入浴などでラクになります。ところが片頭痛の前ぶれの肩こりは、「こり」というより「痛み」に近いと感じます。片頭痛の頭痛は運動や入浴などで血管が拡張するとひどくなります。緊張型頭痛は運動や入浴で痛みがラクになります。正反対です。この違いは治療法に関連して重要です。

「頭痛肩こり樋口一葉」を読むと、一つ重要なことに気が付きます。樋口一葉の頭痛は「慢性片頭痛のさきがけ」だったのではないかという可能性です。一葉の肩こり頭痛があまりにも激し過ぎるのです。緊張型頭痛は『国際頭痛分類』では軽度または中等度と定義されていますが、一葉の場合かなり強い頭痛です。緊張型のようですが、片頭痛であるかの如く強い頭痛です。「慢性片頭痛」とは、片頭痛と緊張型頭痛様頭痛（片頭痛が変容した頭痛？）が混在した厄介な頭痛と定義されています。慢性化した片頭痛なのです。

井上ひさしが樋口一葉を描いた戯曲からは、我々頭痛の研究者が学ぶことが多いのに驚きます。一葉にはもう一つ独特な頭痛対処法があり、こちらは片頭痛に効果的だったようです。「頭痛が激しくてたまらないものですから」と鉢巻きをして原稿を書いていたというのです。この方法は現在でもよく行われている片頭痛の対処法です。

病い鉢巻きと助六

鉢巻きについて、少し触れておきましょう。

舞台で見る鉢巻きといえば、歌舞伎を代表する演目の「助六（すけろく）」が有名です。江戸紫に染めた鉢巻きをキリリと締めた助六は、ご存知のように伊達男の象徴です。

注意して見るとわかりますが、助六の鉢巻きは頭の右側に結び目があります。これは全身から漲（みなぎ）るパワーを表現する歌舞伎の約束ごとです。これに対して、逆に頭の左側に結び目があるのは「病い鉢巻き」といわれて、時代劇にもよく使われています。「病気である」という表現なのです。

鉢巻きで頭痛を和らげる。樋口一葉が行っていた自己療法は、実は、古くから国の内外を問わず行われていたものです。片頭痛の痛みが激しくなると脈打つような痛みを感じる人が少なくありません。それは頭部の血管が拡張して、周りの神経を刺激し、心臓の拍動とともに痛むからです。頭の中の血管も外（頭蓋外）の血管も拡張し、痛みは頭蓋内外の血管から生まれてきます。一葉は頭の外の血管の拡張を鉢巻きで圧迫し、頭痛を和らげようとしていたのです。

頭痛研究の大家である、オーストラリアのジェイムズ・ランス博士も、頭の周りをゴムバンドで強く締めて痛みを減らす民間療法を科学的に分析しています。

前兆のない片頭痛と緊張型頭痛との違い

一葉は、自分の頭痛が片頭痛と緊張型頭痛が混在するタイプであることを知らなかったようですが、それでも自分でラクになる方法を経験的に使い分けていたようです。片頭痛と緊張型頭痛を見分けておくことは、現在でも頭痛治療でもっとも大切なことと言っていいでしょう。

前兆のある片頭痛と緊張型頭痛との識別は苦労しません。緊張型頭痛には閃輝暗点のような前兆が起こらないからです。

反対に、前兆のない片頭痛は緊張型頭痛との識別が紛らわしいことがあります。片頭痛と緊張型頭痛とを両方持っている人も増えています。そのために、患者さんの話を聞き直し、さらに頭痛ダイアリーをよく見ながら、どの頭痛が片頭痛かを一緒にしっかり考えます。二つのタイプの「頭痛」は治療法が違うからです。

繰り返しになりますが、片頭痛は動くとつらい、緊張型頭痛は動いたほうが痛みが紛れる、というのが二つの頭痛の大きな違いです。それでも患者さんからは「私は片頭痛と緊張型頭痛の両方があると思いますが、起こっている頭痛がどちらの頭痛かがわかりません」という質問はひっきりなしです。

第2章の「頭痛と積極的に向き合うことが大切」の項で、識別法としてまず片頭痛があるかないかを自己診断してみるのがコツとお話ししました。そうはいかない場合に患者さんは悩みます。その場合には、逆に「緊張型頭痛が否定できるかをチェックする」ことから始めてみてはとお話しします。

「首の後ろや頭をマッサージしてみてください。緊張型頭痛は筋肉が硬くこって頭を締め付ける頭痛なので、マッサージでよくなります。逆に片頭痛はマッサージが大嫌いです。片頭痛のときは光や音に敏感になりますね。マッサージはもちろん、髪をとかすのも不快に感ずる人が多くいます。マッサージが逆効果だったら片頭痛を考えましょう」

といった提案です。

緊張型頭痛の自己診断のコツは、体を動かしてみる、あるいはマッサージをして頭痛が和らぐかどうかをチェックしてみることです。頭痛がかえってひどくなったら、片頭痛です。それがわかったら、マッサージは中止して、すぐに片頭痛の薬を飲むことをお勧めします。

群発頭痛の自己診断チェック

群発頭痛の患者さんの中には「あまりにもひどい頭痛が毎日起こり、本気で自殺を考えたこともありました」と話してくれる人がいます。

若い男性に多い頭痛です。症状は群発地震のように、ある一定の期間（群発期）だけ毎日のように頭痛が起こります。1回の頭痛は1～2時間と短いのですが、激しい痛みでじっとしていられないほどです。

必ず頭の片側が痛みます。「片目の奥がえぐられたように痛い」「キリで刺されたような痛みだ」と、ひどい時には頭を壁に打ち付けたくなるほど痛むのが特徴です。痛みのある側に、目の充血、涙、鼻水、額の発汗が見られます。アルコールを飲むと、群発期間中は確実に頭痛が起きます。しかし、群発期間がすぎると、いくらアルコールを飲んでも頭痛は起きません。

同じように自己診断チェックをやってみてください。

□ある時期に集中し、1～2ヵ月にわたって毎日のように1～2時間の頭痛が起こる
□その時期は1年に1～2回のこともあれば、2～3年に1回のこともある
□明け方のほぼ決まった時間などに起こることが多い

□片方の目の奥が「えぐられる」「ナイフで突き刺される」ように激しく痛む
□痛む側の目が充血し、涙が出たりすることが多い
□痛む側の鼻がつまり、鼻水が出ることがある
□頭痛の最中は痛さでじっとしていられない
□群発期（頭痛の起こる期間中）は、アルコールを飲むと必ず頭痛が誘発される

チェックのついた項目が3つ以上あれば、ほぼ確実に群発頭痛です（『国際頭痛分類・診断基準』による）。

群発頭痛の原因

群発頭痛という病名は、頭痛が約1～2ヵ月間に集中して毎日のように起こることから命名されています。英語ではCluster headache（クラスター頭痛）と呼ばれますが、ちょうどぶどうの房（クラスター）のように、頭痛がある時期に固まって起こるためと理解されています。毎日頭痛が襲う群発期には激しい頭痛が患者さんを苦しめます。

群発頭痛は頭痛の中でも最もひどい痛みといわれ、片側の目の奥が激しく痛み、「目の

奥をえぐられる」、「キリで刺される」、「工事用ハンマーで打たれる」、「血管が破裂する」といった相当の痛みです。「自殺したいと思った」という頭痛は群発頭痛がトップです。

片頭痛の「静かな暗い部屋で寝ていたい」、緊張型頭痛の「体を動かすと少し痛みが紛れる」とは異なる、「じっとしていられない痛み」です。夜間、明け方に起こることが多いため、夜中に家を飛び出して電柱に自分の頭を打ち付けながら痛みを我慢している、という人もいます。もちろん、群発頭痛の患者さん全員がそうするわけではありませんが、皆さん異口同音に「その気持ちはわかります」と話してくれます。

私は、群発頭痛の原因を何とか突き止め、治療法を考えたいと思いました。30代後半の頃です。当時、日本では群発頭痛が「三叉神経痛」と誤診されることが少なくありませんでした。三叉神経痛は神経が刺激され鋭く走る断続的な痛みで、顔の下3分の2に起こります。群発頭痛は目の奥の血管が痛む頭痛です。

私が勤務していた北里大学病院を受診された群発頭痛の患者さんには「先生、実験台になります。なんでもいいからしてください。この悪魔のような頭痛の原因を突き止めてください」と言われる方が少なくありませんでした。

今でこそ群発頭痛の診断に苦労することはありません。群発頭痛の症状は極めて特徴的だからです。ところが、約30年前に私が研究を始めた当時の日本では、群発頭痛は比較的まれな頭痛と考えられ、症状の詳細な記録はありませんでした。私と共同で研究をしてくれた同僚との最初の目的は、とにかくどんな頭痛かを見極めること、そしてもし可能ならば原因物質を捕まえることでした。

発作性の病気は、発作を誘発することができれば原因の究明や治療法の発見に役立ちます。片頭痛はちょっとしたことで起こるつらい頭痛にもかかわらず、いざ誘発しようと思ってもできない頭痛です。

「私の片頭痛は季節の変わり目に必ず起こります。天気予報より正確です」とか「ホットドッグやチョコレートをたくさん食べれば一発です」と言われる方はいても、自分で片頭痛をいつでも起こせる人にお目にかかったことはありません。私の40年にわたる研究歴で、一人だけ驚異的な能力の持ち主に会う機会がありましたが、その人については次章でお話しします。

群発頭痛は簡単に誘発できる

一方、群発頭痛はいとも簡単に誘発できます。群発期間中に限りますが、アルコールを飲むと2～3時間以内に必ず頭痛が起こります。また、ニトログリセリンでも誘発されると報告されていました。早速試してみました。ニトログリセリンは狭心症の治療薬で、舌下でとかして服用すると心臓の冠動脈が拡張して治療効果があります。

「ニトログリセリンは狭心症の治療薬ですが、血管を拡張させるので、この薬を舌の下でとかして飲み込むと、そのあと群発頭痛の発作が起こります」と患者さんに説明します。

「それだったら、是非試したいです。どんな頭痛か先生に見てほしいし、三叉神経痛でないこともわかりますね」と患者さんは協力的でした。

「では、お薬を舌の下におきます。自然にとけますので飲み込んでください」

群発頭痛は20代から40代の男性に多い頭痛です。アーンと口を開け、医師に優しく口の中に薬を入れてもらって30分後にはあの悪魔のような頭痛に襲われます。

「先生、来た、来た！ 右の頭の後ろが強く突っ張ります。そこからやけ火箸が右目の奥を突き抜くように感じます」

「ウオー、目の奥がえぐられる。これ、これです、いつもの痛み。だんだん脈打ってきました」と、頭痛が始まって約15分間が経過すると痛みが激しくなります。

「先生、何とかしてください！」

右目が充血し、右目だけ涙が出て、鼻水も右だけ出ます。同時に額の右側だけに汗が噴きだします。

「確かに、群発頭痛の典型的な症状です」と私も息をのみながら患者さんにお伝えした後、あらかじめ腕の動脈と頸静脈に留置しておいた細いカテーテルから手際よく研究用の採血をしながら、「さあ、マスクから酸素を吸ってください。１００％の酸素です」と、酸素吸入を始めます。

すると5分もたたないうちに、「あー、先生、頭痛がラクになってきました。すごい。もう大丈夫です」と、患者さんがホッとしたように伝えてくれます。

群発頭痛には１００％酸素吸入が劇的に効く

群発頭痛発作に１００％酸素吸入が有効なことを実証したのは米国のリー・クドゥロウ博士で、米国頭痛学会誌で１９８１年に報告されました。群発頭痛発作の93％が10分以内に改善しました。群発頭痛以外の片頭痛や緊張型頭痛には効果がないことも明らかにされています。

クドゥロウ博士も私が心から尊敬する先生で、ロサンゼルスのハリウッド近郊に先生のクリニックがあります。頭痛に悩むハリウッドの映画俳優が通うクリニックと聞いていました。私も一度、教えを請いに伺ったことがあります。博士にも、少なからずハリウッドの華やかな雰囲気を期待していましたが約35年前のことです。

実際のクドゥロウ博士は、物静かで、それでいて厳しさを感じさせる学者でした。

「日本の頭痛外来では、頭痛ダイアリーを使っていますか？　私はダイアリーをつけてこない患者さんは、何時間ドライブしてきた方でも診察しません」

と、頭痛ダイアリーが患者さんと頭痛の治療戦略を話し合うのに必須であることをまず強調されました。

「日本には群発頭痛患者は多いですか」

「いえ、どうも少ないと報告されています」

「もし少ないのなら、それは日本人特有の現象で、研究する価値があります」

というお話でした。ただその後、日本にも欧米並みに群発頭痛患者がいることがわかってきました。

「群発頭痛を治療する酸素は１００％でないと効果がありませんか？　そうすると、自宅に置くには工業用酸素を買う必要があります」

「そうなのです。でも、１００％酸素がどうして群発頭痛に効果があるのかというメカニズムは不明です。ドクター・サカイ、研究してください」

私はその後、クドゥロウ博士にいただいたありがたい課題「なぜ、１００％酸素が群発頭痛だけに有効なのか」に必死に取り組んでいます。群発頭痛は脳の酸素不足で起きるのではないかというのは誰でも考えつく仮説です。脳細胞に必要な酸素を運ぶのは赤血球のヘモグロビンの役割ですが、群発頭痛が発生している時の脳が酸素不足でないことは、私の研究でわかりました。100％酸素吸入で血液の血漿部分にあふれるほどに溶け込んだ酸素分子が脳の血管に直接作用していると考えられますが、残念ながらまだ答えは出ていません。

群発頭痛の治療には、血管拡張をしずめるスマトリプタンという薬が有効です。現在は、群発頭痛発作にはスマトリプタン注射キットを使い、自宅で自分で注射することが保険で認められています。工業用の酸素ボンベを買って自宅に置く必要が少なくなりました。なぜ100％酸素の吸入が悪魔のような群発頭痛を和らげるのか。そのメカニズムがわかると、群発頭痛の理解が進み、新たな予防法も見つかると思います。

2018年4月1日より、群発頭痛在宅酸素療法が健康保険の適用になりました。今後は医療用酸素ボンベをレンタルし、自宅で吸入治療ができます。自己注射との組み合わせも可能です。

群発頭痛の原因は脳の太い血管の拡張

群発頭痛のメカニズムについては、賛否両論あるものの、最近の多くの研究が脳の血管の拡張説を支持しています。高性能のＭＲＡ装置を使うと、群発頭痛の最中に脳の血管が拡張しているのがわかるからです。ＭＲＡでも毛細血管までは見えませんが、よく観察できる太めの血管が拡張しています。

片頭痛は脳の血管や脳を覆っている硬膜の血管の拡張が原因とされていますが、群発頭痛は脳の太い血管が頭蓋骨のトンネルを通って脳に入る部分、ちょうど目の奥のあたりで拡張します。拡張した血管からは炎症を起こす物質が血管の外にしみ出ますが、血管は骨のトンネルの中で拡張するので、血管周囲の痛み神経や交感神経を骨のトンネル壁に強く圧迫します。神経の圧迫は鋭い痛みの原因になり、拡張した血管による脈打つ痛みが加わります。痛む血管からの信号を近くにある翼口蓋神経節が受け取ると副交感神経節が活性化され、同じ側の目の充血、涙、鼻水、発汗という副交感神経の症状がでるとの考えです。群発期により、右側だったり左側だったりすることはありますが、群発頭痛のすべての症状は必ず片側のみに起こるのが特徴です。

血管からの炎症物質のしみ出しを抑える副腎皮質ホルモンの服用で約80％の患者さんの群発頭痛発作が予防できることも最近わかり、患者さんには福音となりました。

しかし、群発頭痛の原因、こんなにつらい頭痛の原因が何かは、まだ答えが出ていません。ＭＲＡ脳血管画像では目に見えるような太い脳血管が拡張することが明らかにされましたが、脳血流ＭＲＩ画像によって、三叉神経・自律神経の脳内中枢が活性化するという報告もされています。

血管が主役なのか、神経（三叉神経・自律神経）が原因なのか、あるいは両者が関連しているのか、群発頭痛の原因究明は課題として残されています。

群発頭痛に似た症状を呈する親戚のような頭痛はほかにも多くあり、これらの「似たもの頭痛」をすべてひっくるめて、三叉神経・自律神経性頭痛と総称します。

三叉神経・自律神経性頭痛の一群にはいくつかの独特な頭痛があり、その一つが持続性片側頭痛（片頭痛ではなく、片側頭痛）です。目の奥だけでなく、頭の半分で頭痛が続き、目の充血、涙、鼻水を伴います。この頭痛も連日で長期間続き、つらい思いをします。

ただ、診断さえつけばインドメタシンという鎮痛薬がとてもよく効きます。インドメタシンは市販の痛み止めとしても有名ですが、持続性片側頭痛には特別な効果があります。

このように367種類あるといわれる頭痛も、それぞれに適切な治療法のあることがわかってきました。的確な頭痛の診断の重要性が認識され始めています。群発頭痛を三叉神経・自律神経性頭痛の分類に含めることは、国際頭痛分類委員会でも認められました。

第5章　片頭痛と脳の不思議

なぜ私は片頭痛を専門にしたか

２０１２年、ｉＰＳ細胞の発見でノーベル生理学・医学賞を受賞した京都大学の山中伸弥教授が頻繁にテレビに出演し始めたころです。

「先生、山中先生にそっくりですね。髪型とか、あごのあたり。山中先生と間違えられません？」

と言う人が結構いました。私は妻に求婚したとき、「いつか医学の研究でノーベル賞をとる」と思わず口にしてしまったことがあり、冷や汗ものでしたが、私が本当に医学の研究をしたいと考え始めたのにはいくつかの理由がありました。そして、私が頭痛、中でも片頭痛を専門にしたいと思い始めたのは、医師になって何年もたってからです。

私と片頭痛との出会いは医学部を卒業して3年目、慶應義塾大学病院の無給医局員だったころのことです。アルバイト先の小さな診療所に一人の患者さんが現れた時の印象があまりにも強烈で、そのインパクトが私の脳裏から消えずに、記憶が今も鮮明です。

診療所に飛び込んできたのは、大学の受験勉強をしながら近くのハンバーガーショップでアルバイトをしている19歳の女性でした。

「先生、患者さんです。ちょっとおかしいです、幻覚みたい」と、慌てる看護師さん。私はすぐ患者さんを椅子に座らせました。

「先生、さっきから変なんです。目の前にギラギラしたものが見えます」

患者さんは興奮したように話し始めました。薬物使用の可能性も、脳裏をかすめました。

「最初、お店のレジの一部が見えにくくなったので、虫かなと思って手で振り払おうとしたのですが消えないのです。そのうち、見えない部分がだんだん、大きくなって右の目が見えにくくなって、なにかギラギラしたものが見え始めました。10分くらい前に気がつき、今もはっきり見えています。先生、怖い」

——目を閉じると消えますか？

「かえってはっきりします。この前、眼科で診てもらったとき、異常はないけど、大きな病院で診てもらえって言われました。痙攣したことはないって母も言っていました。先生、ギラギラしたものが大きくなって、ギザギザの虹の輪が右の方に拡がっていくようです。大きな水車になっていくみたい。色がきらきら光っています」

——目を開けると、どう見えますか？

「少しラクです。でも、先生の顔がよく見えません。ギザギザの内側がよく見えません。

ああ、でもギザギザの虹の輪が右の方に消えていきます」

「先生、頭が痛い。左の頭が、がんがんしてきた。先生、気分がわるい、吐きそう」

患者さんが診療所に着いて、かれこれ15分。何の病気かよくわからず、救急車を呼ぶ方が安全かもと、看護師に救急隊への電話を頼もうとしたそのとき、新米の医師は「これは片頭痛かもしれない。教科書に書いてあるとおりだ」と思い至ったのです。

5分ほどして頭痛がさらにひどくなると、声がかけられないほど、それは激しい痛みになったようでした。頭を抱えてうめき、都合3回、激しく音を立てて嘔吐しました。鎮痛薬を注射してはみたのですが、痛みは変わらないようでした。

「先生、時々こうなるのです。もう大丈夫です」

と、1時間ほど横になったあと彼女から言われて、私は彼女にやっとこう告げることができました。

「片頭痛だと思います」

その時の1時間半は新米医師である私にとって、「脳の不思議」交響曲の序曲だったのかもしれません。19歳の女性の閃輝暗点に始まった片頭痛発作は、初めて体験した医師にとって忘れ難いものとなりました。

米国留学の日々

私の属していた大学の研究室では脳循環を研究テーマとしており、師匠の後藤文男教授はその分野の世界的権威でした。

「脳循環の研究」の課題の一つは、脳への血流がどのようにコントロールされているかを明らかにすることです。ご存知のように脳は生体の中枢で、人のさまざまな活動をつかさどっており、そのために常に多くのエネルギーを必要とします。エネルギー源の酸素とブドウ糖とは血流により脳に運搬されます。脳がエネルギー不足にならないよう、血流を維持するための巧妙なメカニズムがあることを発見したのが後藤教授です。

「脳は働くと血流が増える。血流が増えると脳がよく働くわけではない」

といった脳循環の基礎も私は後藤教授から学びました。

脳のエネルギーとしてブドウ糖と酸素が使われますが、その代謝産物として生ずる二酸化炭素は脳血管の強力な拡張物質です。脳が働いた結果生じた二酸化炭素により血管が拡張して脳血流が増え、さらに必要なエネルギー源が脳に供給されるというリサイクルのメカニズムが進化してきたのです。

私も人の脳循環測定の手伝いをしていましたが、卒業して7年後、１９７６年に米国留学の機会を得ました。留学先はテキサス州ヒューストンのベイラー医科大学、脳循環研究で有名なジョン・マイヤー教授の研究室です。ヒューストンは石油景気もあり経済的に活気のある都市でしたが、医学でも最先端の研究を競い合う、多くの研究者が集まる土地の一つとなっていました。

人の脳循環の測定は1940年代から行われていましたが、脳からの血液を頸静脈から継続的に採血する、あるいは頸動脈からアイソトープを注入し、脳に血流で運ばれた放射線量を継時的に測定するといった方法で、いつでもできる測定法ではありません。

私は人の片頭痛発作の最中に脳の血流がどうなっているかを、何とかして測定したいと思っていました。特に、無給医局員だったころアルバイト先で見た、あの19歳の女性の片頭痛発作。前兆として閃輝暗点が続いた後、激しく嘔吐しながら耐えていた頭痛。あの時彼女の脳で一体何が起こっていたのか、が見たかったのです。

そのためには、頸動脈、頸静脈といった血管に針を刺しカテーテルを挿入したりする測定方法でなく、痛みを感じない非侵襲的な（生体を傷つけない）方法の開発が必要です。首の血管に針を刺したのでは、その影響で片頭痛による脳の変化を見間違えるおそれがありますし、いつでもできる検査法ではありません。

ベイラー医科大学の研究室で開発が始まっていた非侵襲的脳血流測定法は、注入した放射性アイソトープの脳内の変化を頭蓋外からガイガーカウンターのような特殊な装置で測定する方法です。当時は、脳内の様子を頭蓋骨の外から知るためには、放射性アイソトープを使用するのが唯一の方法だったのです。低濃度の放射性キセノンガスをマスクで吸入し、脳に運ばれ、洗い流される過程を測定し、その濃度変化の曲線から脳血流の量を計算しました。私は、アイソトープのセンサーを頭の周囲にセットする装置や脳血流の計算法を工夫して、脳のあちこちの局所血流を一度に測定できるようにしました。

脳の活動がどの部分でどのように行われているかを、血流の変化から見る試みです。脳のある部分が働くと、そこの血流が増加します。そうすると、音楽を聴いているときに働く脳（側頭葉・頭頂葉）、睡眠中や夢を見ているときに働く脳（視床下部とその周辺）、愛情を感じた時に働く脳（脳幹、基底核、大脳辺縁系の広い範囲）など、脳の活動の中身がわかるのです。最近は精度の高いＭＲＩのような機械を利用して同様の検査が行われていますが、原理は当時と変わりません。

片頭痛の脳循環の研究でわかったこと

そのころから米国では、片頭痛は立派な病気と考えられており、多くの患者さんが頭痛の最中に受診にきましたので、脳血流の測定ができました。頭痛の最中は脳血流が脳全体で増加しており、頭痛が治まるとともに正常に戻ることがわかりました。脳血流は頭痛の最中20〜40％も増加しました。これは予想を超えた量でした。

脳血流は脳の血管が拡張すると増加しますので、片頭痛が発症しているときに脳血流が増加するのは脳の血管が拡張するためと言えます。「脳の血管が拡張すると痛む」ことは、ウルフ博士が70年前に解明しましたが、私の研究は、脳血流を測定することにより、片頭痛によって脳の血管がどうなっているかを明らかにしたのです。

片頭痛は数時間から、場合によっては2日にまたがって続くこともあるので、頭痛の最中にタイミングよく脳血流を測定できた患者さんの数が増え、片頭痛の最中の脳血流について、いくつもの研究報告ができました。

片頭痛では、脳が働くから血管が拡張して血流が増えるのではなく、脳の血管が何かに刺激されて勝手に拡張して、その結果として血流が増えているようだという推論は、モスコウィッツ博士の三叉神経・血管説とも一致しました。それらの研究に対して米国頭痛学会から年間最優秀研究として、私は「ハロルド・ウルフ賞」を2年連続授与されました。

また、片頭痛発作中の血管拡張は、三叉神経から放出されたCGRPが犯人であることがその後にわかりました。これは脳血管を拡張させるCGRPをブロックする最新の予防法である抗体療法の理論にも引き継がれることになります。

ところが、「ギラギラした虹の輪が拡がっていく」という、あの閃輝暗点の脳循環をなかなか測定できないのです。突然始まり、5分から20分すると消失して頭痛が起きてしまうのですから、検査室で測定の準備ができたところで、偶然に閃輝暗点が始まるようなことがない限り、閃輝暗点の測定は無理かなと半ばあきらめていました。そんな時に耳寄りな情報が入りました。

閃輝暗点時の脳内を計測

「ドクター・サカイ、面白い人がいるみたいだ。いつでも自分で片頭痛を起こせる人がいるらしい」と教えてくれる人がいました。

自己流で片頭痛の予防法を試しているうちに、自分の片頭痛の起こり方を知り尽くした結果、逆に片頭痛を起こす方法を発見したH・Cさんという37歳の女性です。それはありうるかもしれない。予防法のパターンがわかれば、逆のことをして片頭痛を起こせるかもしれない。

実際に彼女の脳循環を測定できました。まず、何も起こっていない状態での脳循環を測定します。そのあと、閃輝暗点を自分で起こしてくれました。ギザギザが左の視界に輝いて拡がる閃輝暗点の最中の10分間に、脳血流は右の後頭葉（視覚中枢）で18％低下しました。引き続き起こった頭痛の最中には、逆に正常値より26％増加しました。閃輝暗点の最中に脳になにかダイナミックな変化が起こっていることが確認されたのです。

いったい脳で何が起こっているのか？　その後の研究で画期的だったのはMR装置を使用して脳の酸化へモグロビン量から脳血流を測定する方法です。脳の細かい部分の血流が、時間経過とともに刻々と変化していく様子が測定できます。

閃輝暗点の最中の脳血流の連続的な変化をとらえたのはモスコウィッツ博士率いるハーバード大学のチームです。閃輝暗点が始まると、まず後頭葉の一部の小さな領域で血流が増加します。その直後に血流は低下し、そのまま低下状態が続きます。血流が増加して低下する現象がその後20分にわたり周囲に伝搬する様子を連続画像にしたのです。

脳の小さな部分で細胞が興奮して血流が増加しますが、その後すぐに血流は低下します。その興奮は隣の細胞に伝わり、そこでもまず血流が増加してそのあと低下します。そして、脳の血液の流れの増加と低下の不思議なパターンが周囲に伝わっていきます。聖パウロや芥川龍之介も見た世にも不思議な閃輝暗点。その実体が明らかにされ始めたのです。

片頭痛の前兆が、脳の一部に異常な興奮が生じて周囲に伝播することだと明らかにされると、早速、予防薬の検討が始まりました。脳の興奮を緩和する薬が片頭痛の予防に有効なことがわかり、抗てんかん薬に似た薬も片頭痛予防に使用され始めました。

ハーバード大学のグループによる閃輝暗点の測定も、たった一人の患者さんで行われました。もしかしたら、その患者さんも自分で片頭痛を起こせる人だったかもしれません。そうだとしたら、閃輝暗点を起こす方法とはどんなものだったのでしょうか？

推測ですが、自分で片頭痛を起こす方法には、私が米国留学当時、盛んに行われていたバイオフィードバック療法が関係していたと思います。バイオフィードバック療法は心理療法の一つで、本来自分ではコントロールできない体温や筋緊張を自在に変化させる技法です。実際には、たとえば、指先に温度センサーを付け、体温の変化を連続的にパソコンのディスプレー上に描出させます。患者さんは自分の体温の変化をディスプレー上で見ながら、どのような心理状態で体温が変化するかを体験し、学習します。何度も試行錯誤することにより、自分の体温をコントロールする方法を会得してしまうのです。認知行動療法と呼ばれ、片頭痛の予防に応用されていました。

自分で片頭痛を起こしたH・Cさんは、この療法を逆手に取ったのかもしれません。私が現在勤務している埼玉国際頭痛センターでも、バイオフィードバック療法を始める準備をしています。

片頭痛はアメリカでは病気、日本ではサボり

私は医師になって米国に留学し、片頭痛の研究をすることができました。１９８０年代

でしたが、米国では精力的に片頭痛の研究が行われていること、片頭痛のことを一般の人がよく知っていること、また片頭痛の医療も進んでいることを強く実感しました。医師のみでなく、多職種のメディカルスタッフが頭痛医療に参加していました。

片頭痛についての社会の認識にも、日本とは大きな違いがあります。片頭痛が治療すべき一つの病気であることは、米国の社会では常識のようでした。米国では「片頭痛なので仕事を休みたい」と上司に電話すると、すぐ状況を理解してくれるそうです。日本では、「片頭痛では会社は休ませてもらえず、つらくても何とか会社には行くようにします。仕事の能率は最悪ですが」という苦悩の訴えを何度聞かされたことでしょうか。

小児の片頭痛への周囲の無理解はもっと深刻です。片頭痛は10歳すぎには始まりますが、「頭痛は気の病」と信じている学校の先生も少なくありません。小児のつらい体験談を聞くと胸が痛みます。

いまだに日本での片頭痛に対する一般的な認識は、「サボり」、「弱い」、「精神的なもの」といったレベルのままのようなのです。残念でなりません。日本では「片頭痛」という呼び方が、一片の軽い頭痛という印象を与えているのに対し、英語のmigraine（マイグレイン）には病気としての頭痛の雰囲気があるからかもしれません。

米国のほとんどの大学病院には頭痛センターがあります。高度な医療を提供するセンター病院と一般クリニックとの連携が密になっていて、医療側も患者側も、頭痛医療に対する理解度が日本をはるかに超えています。頭痛の研究者の数も質も米国が世界一です。

頭痛専門病院

私は、帰国してから片頭痛研究をライフワークとすることに決め、家族旅行で海外に行く時も世界各国で名医に会う機会を作りました。大学病院では教室のテーマの一つを頭痛にしましたが、「頭痛の研究をしているようでは教授になれない」と、皆に忠告されました。

頭痛の研究が「脳の科学全体」にかかわるものであること、頭痛に専門的な医療が必要なことが日本の医学界ではほとんど理解されていなかったのです。「たかが頭痛」扱いでしたが、私は気にせずに進みました。米国留学時代に知り、日本でもいつかはと思っていた頭痛センターの開設も、北里大学教授を退職後に埼玉精神神経センターで成就できました。

頭痛の専門病院ではドイツが有名です。ドイツでは医療費は出来高払いでなく、成功報酬方式に近くなっています。聖パウロの片頭痛を紹介したゲーベル博士がいるキール大学頭痛センターが経済的に成り立っているのは、医療保険が自由化され、良い治療結果を出す医療機関ほど多くの報酬を得られるからだそうです。医療保険会社が治療成績を調査し、良い病院と契約します。良い病院と契約した保険会社ほど、多くの人々が加入し、良い専門的医療を受けられるという制度です。

すなわち、医療機関は、良い医療の結果として収入が確保できるということになります。もちろん、病院には治療成績を正直に公開する義務が課せられます。また、専門病院にかかるには実地医（ホームドクター）の紹介が必要です。専門医による治療が終わると、そのあとは実地医の先生に任せる制度が確立しています。これは、病診連携（病院と診療所との連携）と呼ばれています。実地医には、どの専門医が良い医療をしてくれるかが一目瞭然になるわけです。良い商品ほど値段が高い。良い商品ほどよく売れる。合理的なすばらしい制度です。

片頭痛と遺伝子

日本も片頭痛の研究では欧米に負けていません。

片頭痛は環境の変化に敏感に反応する体質の遺伝（多因子遺伝）であると、第2章で書きましたが、実は、「多因子遺伝」のみでなく、「単一遺伝子」により起こる片頭痛も発見されたのです。この発見には日本での研究も一役かっており、日本の「片頭痛」研究は世界的に見ても最先端に立っています。

その日本の研究が今、片頭痛のメカニズムの詳細な解明や新たな治療薬の開発につながる成果をあげようとしています。

家族性片麻痺性片頭痛という頭痛に関する研究です。これは近親者の中に必ず同様の発症者がいて、片頭痛の典型的な前兆である閃輝暗点を見た後、一時的な言語障害（失語症）や片麻痺（片側の上肢、下肢の麻痺）が次々と起こり、激しい頭痛の一方で、譫妄状態（突然、興奮して、ありもしないことを大声で訴え出す）に陥る症状が特徴的です。よく「てんかん」と誤解されたりします。

片頭痛で起こる激しい前兆の原因が特定の遺伝子異常であることが発見されたのです。現在までに3種類見つかっていますが、新しいタイプの遺伝子異常の家系を北里大学の飯塚高浩博士と東京大学神経内科のグループが突き止めています。原因がわかれば、研究はさらに進みます。

ある日、飯塚博士から私に電話が入りました。受話器から聞こえる声が興奮しているのがわかりました。

「先生、片麻痺性片頭痛の家系で3人目の患者さんが受診されました。思った通り、家族性でした！　最初の患者さんが45歳女性。2番目がそのお母さん。今度受診された患者さんは最初の患者さんの妹さんにあたります。間違いなく片頭痛の家系になっています」

私も興奮して、「遺伝子はどうなの？　やっぱり3人とも同じ異変があった？」と矢継

ぎ早に聞くと、

「はい、３人とも同様の遺伝子の異変が見つかりました。先生、大発見です。今まで世界で報告された家族性片麻痺性片頭痛家系とは別のＤＮＡの部位で異常が発見されました」

私は１９９７年に北里大学医学部神経内科学教授となりましたが、飯塚博士は極めて有能な研究協力者でした。その45歳の女性を、飯塚博士と一緒に「これは典型的な家族性片麻痺性片頭痛だ」と診断しましたが、それが正しかったことが証明されたわけです。正しい診断にもとづき、飯塚博士はさらに研究を進め、遺伝子の研究から画期的な成果をあげたのです。

ちなみに、家族性片麻痺性片頭痛の家系を世界に先駆けて日本で見つけ、１９６７年に米国の医学誌に報告したのは、九州大学の大田典也博士です。その後に研究はここまで来たわけです。

ただし、お断りしておくと、この家族性片麻痺性片頭痛は片頭痛の典型というよりは特殊なタイプと研究者たちは考えています。これまで家族性片麻痺性片頭痛家系で発見された3種類の遺伝子異常が、他の多くの片頭痛患者では見つからないのです。

患者さんから「片頭痛は全部遺伝によるものなのですか」と、よく聞かれます。私はこう答えています。

「特殊な片頭痛の遺伝については、はっきり犯人（単一遺伝子）が見つかっています。ただし、片頭痛全体でみると、一つの遺伝子では説明できません。多くの遺伝子が関係しています。脳の反応性が良い体質が関係している、ともいえます。だからこそ多因子遺伝と考えられているのです。体質の遺伝はあるとしても、誘因をコントロールすることで予防ができます」

画期的な頭痛の悩み解消法を求めて

遺伝子の研究のみでなく、頭痛の研究は日本でも活発に行われ、研究成果は世界の一流の専門誌で発表され、注目されるようになりました。頭痛の「医療」についても、日本頭痛学会を中心として、米国やドイツに追いつき追い越すため必死に努力しています。

１９９８年に私が日本頭痛学会理事長になったとき「日本の頭痛医療は世界に20年後れている」と考え、世界に追いつくために同僚の大学教授たちと作戦を立てました。学問の発展を鼓舞するために日本で「国際頭痛学会」を開くことを計画し、それは２００５年に京都で実現しました。日本頭痛学会の会員は当時６００名ほどでしたが、現在は２６００人に増え、世界で最も会員数の多い頭痛学会となりました。これには、世界中の学会がびっくりしました。それだけ頭痛の医学、医療に興味を持つ医師や医療関係者が増えたということだからです。でも、「医療のレベルはどうなのか」は常に日本頭痛学会の中で議論されてきました。

「頭痛専門医制度が必要」と意見が一致し、２００５年に日本頭痛学会認定の専門医が誕生しました。頭痛専門医制度は、世界で初めての試みでした。

日本頭痛学会のホームページには、認定を受けた頭痛専門医が地区別に掲載されていま す。日本の頭痛医療を世界一にしたい、これは国民と我々専門医の切なる願いです。今後は国が専門医を認定するような制度にするべきと考えられています。米国の頭痛専門医制度の発足は日本より遅れましたが、すでに国の認定に準ずる制度となっています。

でも一番重要な努力目標は、なんとか画期的な頭痛の悩み解消法を開発することです。この願いがようやく結実しつつあると手応えを感じているのが、私が現在勤務している頭痛センターで患者さんたちの協力のもとに編み出して改良を重ねている「頭痛体操」なのです。

第6章　頭痛体操は百薬の長

片頭痛を自分で防げる頭痛体操

「片頭痛予防体操」は、片頭痛の慢性化を予防するために私が考案したストレッチ体操です。さらに、「緊張型頭痛体操」も考案しました。こちらは予防だけでなく、頭痛の最中に行えば痛みの軽減に有効です。この二つを本書では「頭痛体操」と総称します。頭痛体操を日課にしていただいた患者さんの多くは、「頭痛はただ薬で痛みを抑えたりするだけではなく、セルフケアで治すものだ」ということに気付いてくれます。患者さん自身が頭痛体操により、薬を使わずに片頭痛の改善を実践しています。

頭痛体操を考案したのは、約10年前に「片頭痛にも圧痛点がある」ことに気づいたことが始まりでした。圧痛点というのは、文字通り、診療するとき「圧迫すると痛く感じるところ」です。当時、緊張型頭痛の場合、首に筋肉がゴリゴリする圧痛点があることは知られていましたが、片頭痛にも圧痛点が存在することは誰も言っていませんでした。

片頭痛が頻回な40代後半の患者さんとの診察室での会話と治療が、発見のきっかけでした。診察の様子を再現しながら説明しましょう。

「先生、私の片頭痛は、首の後ろの痛みから始まるので、今まで何回も緊張型頭痛と診断されました」

「首がこっている感じですか？　緊張型頭痛と片頭痛が混じってないかな」

と、私があいまいに言うと、

「普通に首がこるというより、もっと強く痛むこりです。だから、緊張型頭痛とは違う気がするのです」

と、患者さんはきっぱり言います。

「緊張型頭痛と片頭痛が混じってないかな」と私が言ったのは、第4章で触れた痛み信号の混線を考えたからです。

片頭痛の痛みが三叉神経を介して脳に伝わる途中、延髄の神経中継点で、首の頸神経からくる信号と混線してしまい、脳が、頭部の痛みと首の後ろからの痛みの両方を受け取るため、片頭痛と緊張型頭痛との両方を感じてしまっているという可能性があったのです。

当時は、片頭痛の特効薬であるトリプタンが現場で処方できるようになり、患者さんの頭痛が片頭痛か緊張型頭痛かの識別が重要であることが、認識され始めたころでした。

患者さんに促されるように、首の後ろを触診してみました。筋肉が硬くなってゴリゴリしていました。これは緊張型頭痛のところでお話しした、ストレスで筋肉が硬くなるこりです。

「これは相当の首こりです。筋肉が硬くなってゴリゴリしています。ここの痛みではないですか？」

「先生、そこは押されてもイタ気持ちいい感じです。私の片頭痛で最初に痛くなるのは首のもっと内側、筋肉よりも中のほうで、少し上のような気がします」


片頭痛圧痛点を発見！


そこで患者さんの言われるままに、首のゴリゴリより少し上の髪の生え際の頸椎の横あたりを指で押してみました。

「痛いっ！　先生そこです。鋭い痛みです」

患者さんが、押すと鋭く痛む場所を教えてくれました。

緊張型頭痛特有のゴリゴリした圧痛点以外に、片頭痛の圧痛点があるのではないか？

私は半信半疑ながら、「ひらめいた」とも感じました。

その後、外来で片頭痛患者さんの首の後ろの触診を何人も何人も試してみました。私の外来はやや慢性化した片頭痛の患者さんが多いのですが、次から次と首の後ろの触診をすると、ほぼ全員に圧痛点があることがわかりました。50人くらいの患者さんを触診した時点で、私は確信しました。

「頭痛には実は2種類の圧痛点が首の後ろにある！」

一つは首の後ろで筋肉が硬く収縮しゴリゴリして、押されるとイタ気持ちいいところ。この圧痛点は、緊張型頭痛と総称されている頭痛の原因となる筋肉の硬いしこりです。これは、マッサージなどを受けたときに「首がこってますね～」などと言われるこりとほぼ同じです。

私が発見したのはもう一つの圧痛点、「片頭痛圧痛点」です。緊張型頭痛の方にはこの第二の圧痛点がないのです。

私は、さらに３００人を超える片頭痛患者さんのデータを蓄積、「片頭痛圧痛点」の存在を２０１１年の国際頭痛学会で報告しました。

同時に、この「片頭痛圧痛点」を改善することで手軽に片頭痛をラクにできる、「片頭痛予防体操」も合わせて世に問うたのです。研究成果を国際頭痛学会で報告しました。

「脳循環でなく、最近は体操の研究をしているのか？」

と、旧知の研究者にはひやかされましたが、片頭痛に悩む患者さんたちには、圧痛点とその解消に役立つ頭痛体操は、より説得力があったようで、大歓迎されたのです。

圧痛点は脳の痛み信号の窓口

片頭痛にも圧痛点があることを発見した私は、脳の不思議なメカニズムを考えながら、二つの仮説を立てました。

第一は、「片頭痛圧痛点」は神経回路の混線の結果、片頭痛の脳血管から首の表面の神経に伝わってくるのではないか。

第二は、片頭痛に悩む人の脳には、痛みの記憶回路ができてしまい、それが「片頭痛圧痛点」として首に反映されているのではないか。

少し乱暴に言ってしまうと、片頭痛圧痛点というのは、脳の中で起こっていることが神経の混線経路を通じて体の表面まで伝わってくる場所だろうということです。つまり、片頭痛圧痛点は脳からの片頭痛の信号を知る窓口なのではないかとの考えです。

片頭痛圧痛点には脳血管から三叉神経を経由してくる信号だけでなく、片頭痛が慢性化した結果、脳に記憶された片頭痛回路からの信号も、脳内の神経を経由して首の後ろの頸神経まで伝わってきているということです(左ページの図)。

人間が痛いと感じるのは、痛みを感じる神経からの電気信号をキャッチするからです。脳というのは不思議で、痛み信号を受け続けているうちに、それを蓄積して記憶してしまいます。そして、片頭痛の記憶が増えてくると、脳は記憶の引き出しから、「片頭痛で痛

片頭痛圧痛点の位置

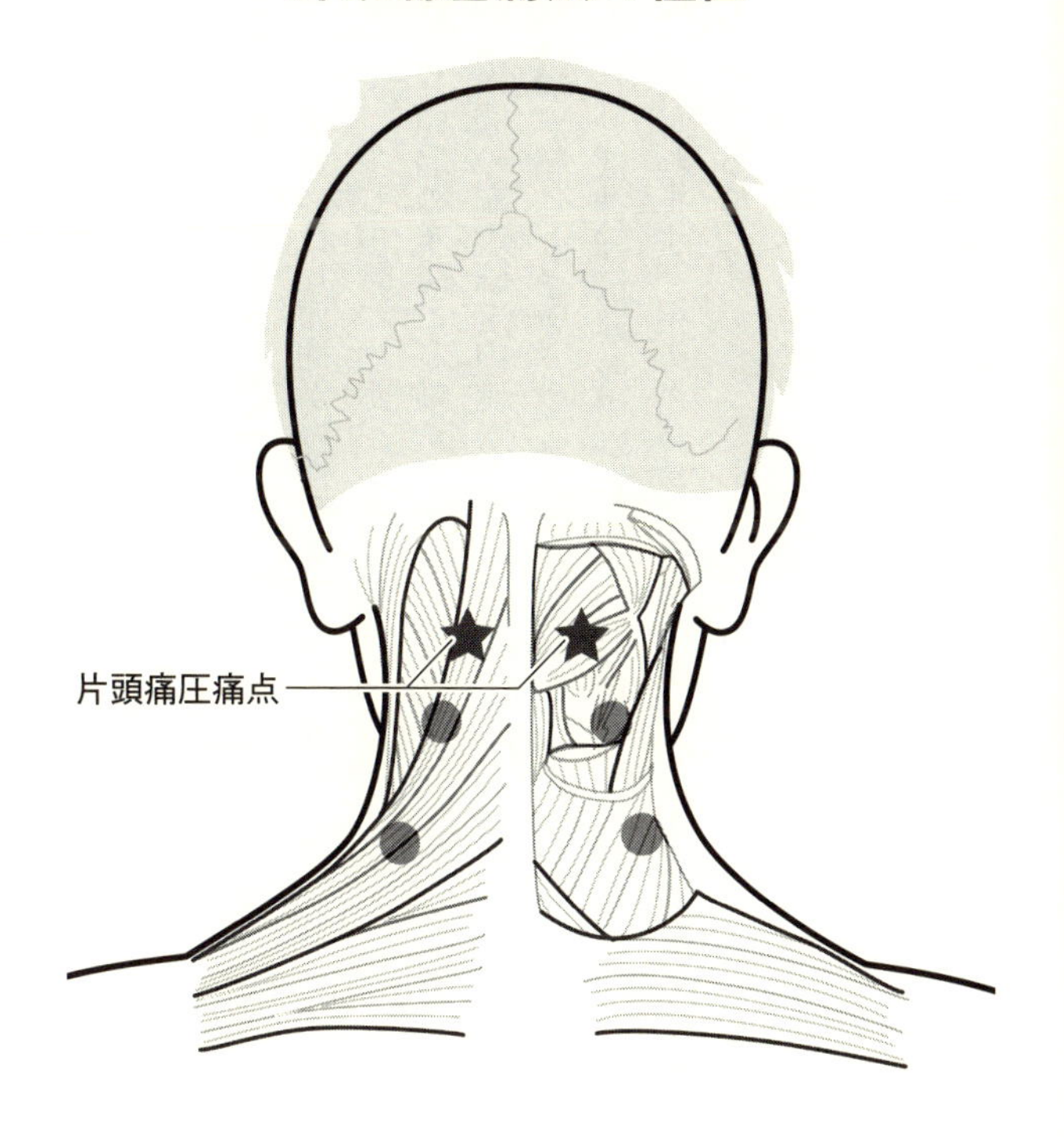

★印が片頭痛圧痛点の位置。僧帽筋の奥、板状筋部分にある頸神経（3番）の出口部分を圧迫すると痛む。脳からの片頭痛の信号を知る窓口である。

●印は緊張型頭痛のこりによる圧痛点の位置。僧帽筋がこって生ずるので通常のマッサージを受けたときにイタ気持ちいいところ。

い」という信号を出しやすくなります。その信号を探知するための窓口が「片頭痛圧痛点」であろうというわけです。

片頭痛圧痛点が生ずるメカニズム

左ページの図は片頭痛が慢性化すると、なぜ首の後ろに圧痛点が生ずるのかを説明したものです。少し複雑ですが、片頭痛圧痛点が生ずるメカニズムがわかると、どうして頭痛体操が片頭痛の予防に有効かがわかるので、おつき合いください。

図は人間の左の脳を内側から見たものです。図の右上、脳血管が拡張して炎症を起こすと片頭痛が起こります。痛みは実線を経由して下方の三叉神経・脊髄路（中継）核に着きます。ここは神経伝達の中継点で、信号は新しい神経（薄い実線）に引き継がれ上方の視床に伝えられます。視床からはさらに中枢の大脳皮質に痛み信号が伝わり、我々はここで痛さを感じるのです。

ところが、痛み信号は視床を通過する過程で、周りからいろいろな影響を受けます。たとえば扁桃体では感情や情緒の影響により痛み方が変わって脳に送られます。

さらに重要なことは、海馬やその周辺（点線で示した大脳辺縁系）に痛みが記憶されることです。つまり、痛みを記憶する回路ができてしまうのです。片頭痛が慢性化すると「痛み

片頭痛圧痛点が生じるメカニズム

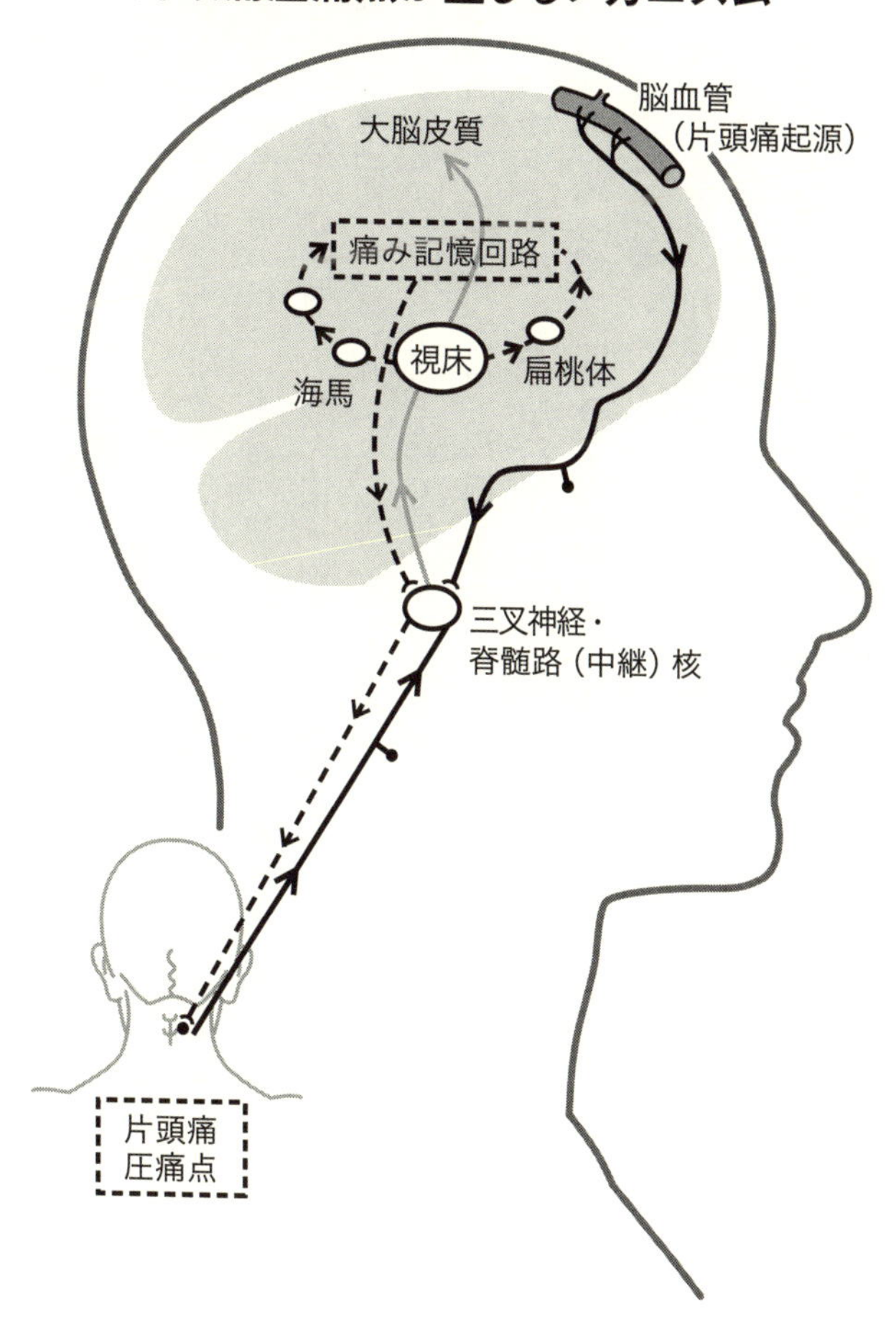

記憶回路」が成長し、そこから脳のあちこちに痛み信号が送られますが、圧痛点もその結果生じるのです。

どういうことかというと、頭痛のない時にも「痛み記憶回路」から痛み信号が送りだされるようになるのです。痛み信号は図の点線に沿って下行し、三叉神経・脊髄路(中継)核を通ったあと、首の後ろ(第3頸神経)に信号を送り続けます。その部分は常に痛みに敏感になり、頭痛のない時でも指の圧迫で強い痛みを感じます。それが片頭痛圧痛点なのです。

「痛み記憶回路」と言われても、まだピンと来ないかもしれません。繰り返し起こった片頭痛の強い痛みが脳に記憶されてしまうのです。「記憶」というと、認知症で萎縮する海馬が有名です。痛みの記憶も海馬を中心とした「大脳辺縁系」という神経回路に記憶されます。このことをさして、脳に「痛みマトリックス」が形成されたといいます。脳に痛みが記憶され、かつ脳から痛み信号が発信されるという、慢性疼痛の研究の新しい学説ですが、本書では第7章のテーマの一つです。

片頭痛予防体操で片頭痛の圧痛点を2分間ストレッチすると、圧痛点が消滅します。体操による圧痛点のストレッチ信号が図の実線に沿って逆走し、三叉神経・脊髄路(中継)核を経て痛み記憶回路に信号を送ります。その結果、痛み記憶回路から痛み信号が発信されなくなるのです。脳に良い信号を送り、脳が言うことを聞いてくれた、片頭痛が治まるということです。ストレッチをするとどうして首から善玉信号が脳に送られるかは、この章の後でもう少し詳しく説明します。

とすれば、片頭痛の痛みがない時に、片頭痛信号の窓口から脳へ片頭痛予防信号を送れるということになります。

脳に信号を送って痛みを感じなくする……というのが片頭痛予防体操の発想です。にわかには信じがたいかもしれません。理屈を詳しく解説する前に、この辺で片頭痛予防体操のやり方を説明しましょう。少し難しい理屈は、この「片頭痛予防体操」に効果があることを実感できてから、読んでいただければよいと思います。

片頭痛予防体操の方法

片頭痛予防体操は片頭痛の「慢性化の予防」のために考え出した体操です。次のページの図を見てください。

できれば図のAのように立って行うのがよいのですが、オフィスなどで仕事の合間にやるなら、Bのように椅子に座って体操をしても同様の効果が得られます。

動きはシンプルです。正面を向いて、両足を肩幅に開いて立ち、肘をほぼ直角に曲げたまま、胸の前に持ち上げます。そのまま、両腕と肩を水平に、左右交互に半円ずつコマの

片頭痛予防体操の方法

首の周りの筋肉は頭を支えたり、動かしたりします。この筋肉に疲労がたまり、硬くなることが片頭痛の原因の一つとなります。片頭痛予防体操は頭と首を支えている筋肉（インナーマッスル）をストレッチし、良い信号を送ることで、頭痛を予防します。

A

足を肩幅に開き、正面を向き、頭は動かさず、両肩を大きく回します。頸椎を軸として肩を左右に90度まで回転させて戻します。これをリズミカルに最大2分間続けましょう。

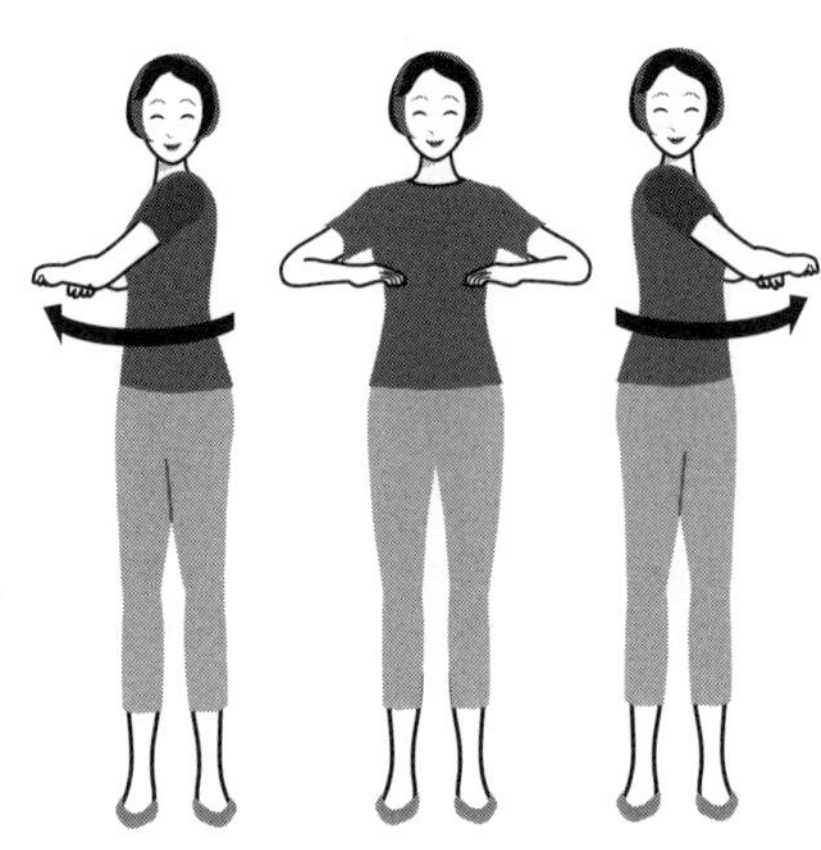

B

オフィスなどで椅子に座って行う場合、Aと同じように頭を正面に向けたまま左右の肩を交互に前に突き出すように回転させても同様の効果があります。足は閉じても少し開いてもどちらでもOKです。

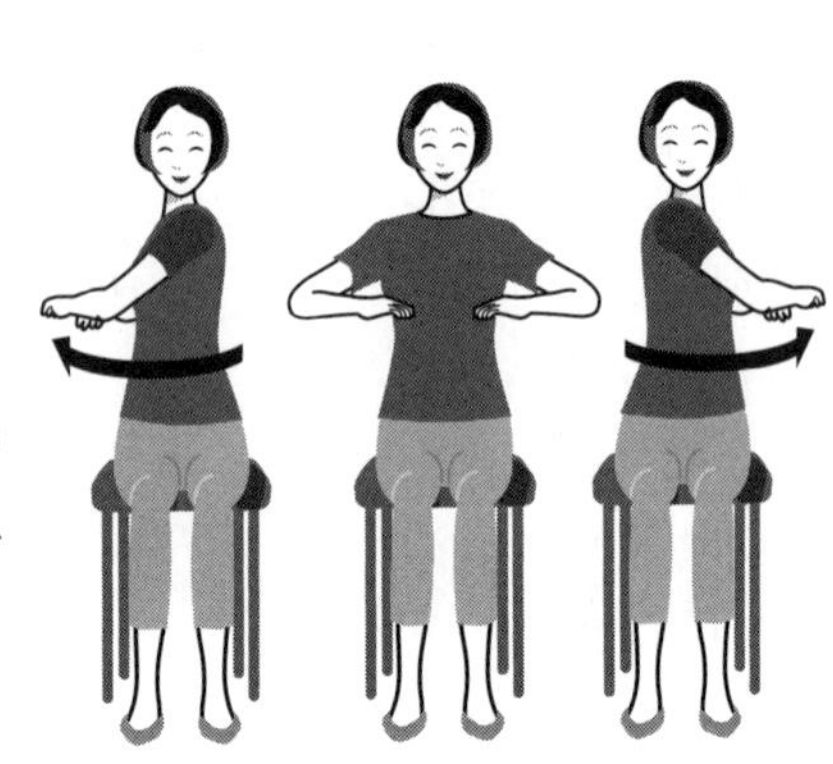

片頭痛予防体操のコツ

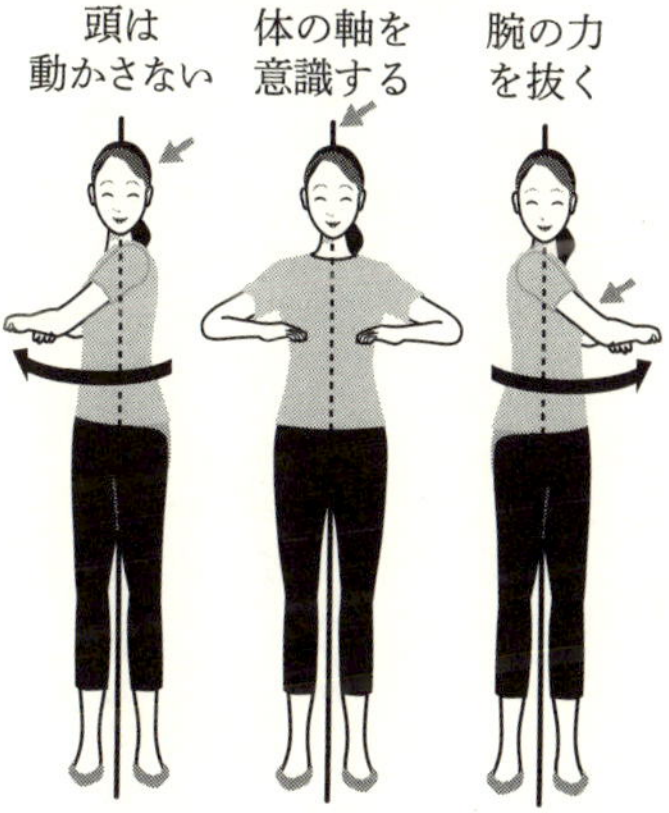

頭は動かさない
体の軸を意識する
腕の力を抜く

ように回転させます。顔は正面を向いたままで、背骨を中心として肩回しをするのがコツです。リズムに乗せて行うのがよいでしょう。

肘を後ろに引っ張るようにするほうがよく回ります。肩が回り始めたら、引き続き背骨を1本の柱あるいは軸として意識し、胸も、胴も、腰も一緒に回します。肩から腰が胴体ごと、背骨の柱の周りを左右交互に回っている感じです。体に力を入れずに、リズムに乗って行えば、腰、背、首といった体幹を支えているすべてのインナーマッスルがストレッチされます。

腰や背のインナーマッスルは体幹の脊椎をしっかりと支えている小さな深層筋群で、通常は伸縮したり動いたりしません。ストレッチすると筋肉とともに筋肉の周りの細い神経が伸展し、その刺激が信号として神経を介して脳に伝わります。筋肉や、その周囲の神経のストレッチで生じた信号をストレッチ信号と呼びます。この信号は腰髄、胸髄を介して脳に送られると同時に、内臓にある交感神経、副交感神経とも合流します。

首のインナーマッスルと神経を頭痛体操によりストレッチすると、ストレッチ信号が頸神経から脳に送られます。体幹を回すとき、首や顔は動かさず正面を向いていることがポイントです。まっすぐに前を見ながら行うと、首の後ろの圧痛点がストレッチされやすくなります。さらに、リズミカルに体幹を回すのがコツです。腰が一緒に回ってもＯＫですが、体の軸は動かさないようにします。笑顔で体操をするのも重要です。そうするとストレッチ信号がリズムに乗って脳へ送られます。脳の痛みの回路にリズムが送られると、痛み調節系のセロトニンが活性化されるのです。

片頭痛予防体操で片頭痛圧痛点がなくなる

片頭痛予防体操は、自分ひとりで、自宅でも、オフィスで座ったままでも簡単にできる体操です。２分以内で行います。普段ストレッチしていないインナーマッスルを全部一緒に動かすことになり、かなり疲れるからです。

私の外来では片頭痛の患者さんにこの体操をしてもらったあと、首の後ろの片頭痛圧痛点をもう一度、体操の前と同じように指で押してみます（左ページの図）。

「こうして、体操の前に押されてとても痛かったところを同じように押します。痛みが前と違ったら教えてください」

体操前後に片頭痛圧痛点を押してみると……

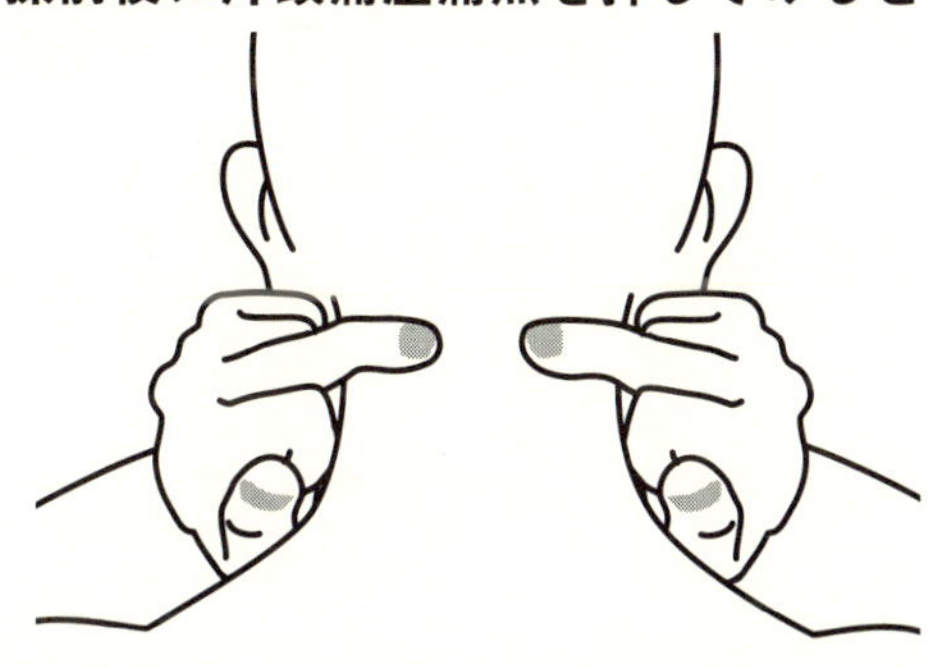

慢性片頭痛の患者さんに、図の位置の片頭痛圧痛点を押したあと、「片頭痛予防体操」を２分間行ってもらう。その後ふたたび、片頭痛圧痛点を押すと、元の痛みを10とすると、２〜４に減少する。片頭痛予防体操が脳に好影響を及ぼしていることを意味する。

「先生、前と同じところを押していますか？」

「もちろん、同じところ、同じ強さで押しています」

「エッ、だったら痛みがなくなっています。どうしてですか？」

慢性片頭痛の患者さんでは、圧痛点の痛みの強さが10だったとすると、体操をするだけで2〜4、少なくとも半分以下になる人がほとんどです。

「痛みがなくなったということは、脳へ送ったストレッチ信号に脳が反応した、脳が言うことを聞いてくれたということです。その結果、脳からの痛み信号が減った、それで頭痛がよくなるということなのです」

こう、はっきりと患者さんに言えます。

痛みが伝わってくる回路に逆に適切な信

号を送ると、痛みが来なくなるわけです。

慢性の痛みの治療法として、痛みの部位に弱い電流を流す方法があります。これは、痛みの神経には一度に一つの痛みしか伝えない性質があることを利用するものです。痛みが生じている神経回路に別の信号を送ると、それまであった痛みが緩和されることはよく知られています。痛み線維に弱い電流を流す代わりに磁気刺激を与えることで痛みを緩和する治療法もあります。

理屈は同じ。慢性片頭痛を攻め落とす突破口が見つかったことになります。

片頭痛予防体操は、片頭痛の慢性化の予防にはベストな方法です。片頭痛の頻度が月に2回以上の患者さんに勧めています。片頭痛が繰り返し起こることでできてしまった「痛み記憶回路」を壊滅させるのが目的です。

「自宅で、簡単に、自分でできる」予防体操です。体操は毎日2分間していただきますが、体操が上手にできない方は理学療法士の指導を受けていただきます。体操する自分の姿を大きな鏡に映して見ながら行うと、上達が早いようです。

慢性片頭痛が重症になった場合は片頭痛予防薬など他の治療法も併用します。私たちの病院では2013年の国際頭痛学会で、慢性片頭痛の改善率68％と報告しましたが、片頭痛予防体操がかなり貢献していると考えています。

無理なく、スムーズに体操ができるようになったら、毎朝、起きて2〜3回の背伸びのあと、片頭痛予防体操を2分間します。朝の体操で脳も活性化するのです。

大事なことは、朝の2分間の体操を毎日続けることです。脳に向けてストレッチ信号を送り、片頭痛の慢性化を予防します。ぜひ続けてください。ただし片頭痛の最中の体操は禁止です。動くとひどくなるのが片頭痛の特徴だからです。

「先生たしかに、この体操は、片頭痛の時はできないと思います」

と、患者さんも片頭痛は動くとつらいことをよく知っています。体操して頭痛がひどくなったら片頭痛だから体操はやめることが大原則です。

緊張型頭痛が解消する肩回し体操

片頭痛予防体操に限らず、健康体操、あるいは他のいろいろな病気にもストレッチ体操が工夫されています。「頭痛体操」にはいくつも種類があります。

緊張型頭痛に対して効果のある体操は頭痛の最中に行うものです。緊張型頭痛の中でも首や肩の筋緊張や収縮（こり）が原因の頭痛に特に有効です。

頭痛の原因になっている筋肉のこりをほぐし、血行をよくして頭を支えている首から疲労物質、痛み物質を洗い流すことを目的とした体操です。

さっそく緊張型頭痛の痛みを解消する体操について説明しましょう。

肩こりは、肩僧帽筋の筋収縮で生じます。そこで、肩僧帽筋をストレッチするために肩を回す体操をします。腕回しでなく肩回しをするのが肩こり解消のコツです。

次のページの図を見てください。

両肘をまげた位置から、肩を中心にして両肘で体の横に輪を描くように前から後ろへ大きく回します。「上着を脱ぐ」感じです。肩がゴリゴリ言ったらしめたものです。

次に、後ろ回しをします。同様に肩を中心にして両肘で後ろから前へ大きく回します。「リュックサックを背負う」感じです。力を入れるのではなく、力を抜く感じで、大きく回してください。

前回し5回と後ろ回し5回を2クール、合計20回で約1分間。片頭痛予防体操の2分と合わせて、一日3分のストレッチ体操です。肩回しをする体操は筋肉の緊張をほぐし、緊張型頭痛の痛みを自分で軽くする体操です。

緊張型頭痛の痛みは後頸部から頭全体が重く、締め付けられる鈍痛です。肩こり頭痛とか筋収縮性頭痛と呼ばれるタイプは、肩僧帽筋の収縮による肩のこりだけでなく、連結している頭部全体を幾重にも覆っている筋群が収縮してギューーッと締め付けられるような頭痛が起こります。筋肉はこむら返りのように急に収縮すると激しく痛みますが、緊張型頭

緊張型頭痛体操の方法

首や肩の筋肉が緊張したりこったことによって起こる緊張型頭痛の最中に行うと効果のある体操です。肩を回すことで腕と頭を支えている肩僧帽筋をストレッチして血行をよくし、首や肩のこりを解消します。1と2を順に行います。1分ほどで済みます。

1

足を肩幅に開き、正面を向いて両肘を90度程度曲げます。肩を中心にして、両肘で体の横に輪を描くように前から後ろへ回します。計10回「上着を脱ぐ」感じで回し、肩をゴリゴリ言わせます。

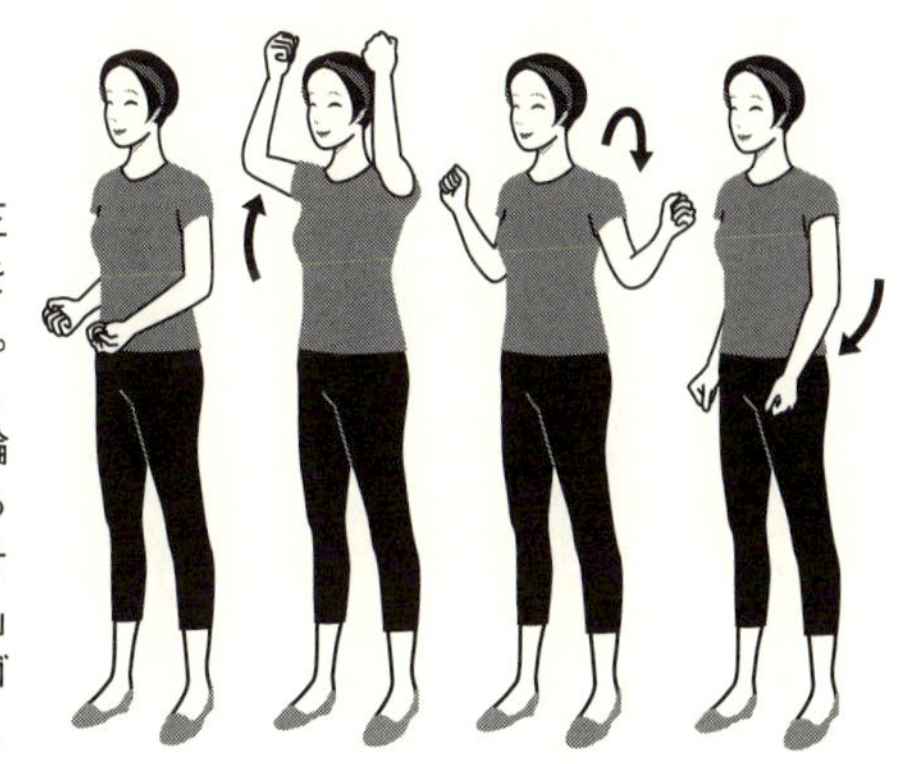

2

1と、肩や肘を反対に回す体操です。「リュックサックを背負う」感じで後ろから前へ、肩を中心にして両肘を回します。こちらも計10回、力を抜いて回してください。

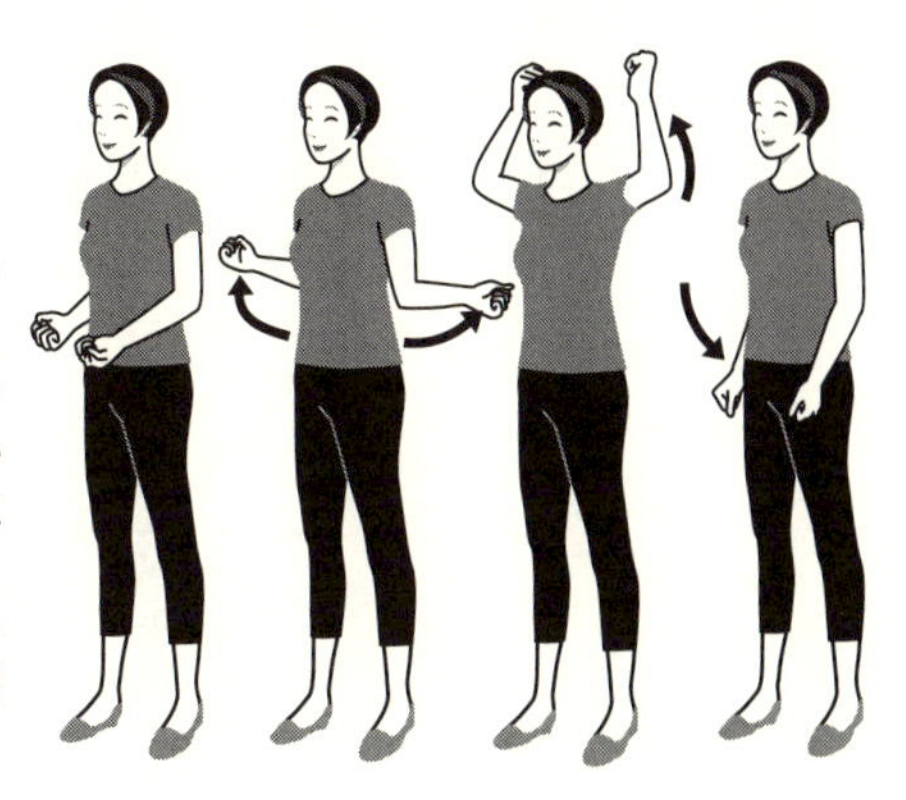

痛は軽い筋肉のこむら返りが持続的に続いて、重く鈍い痛みを起こすものです。こむら返りが続くといわれると、つらいことがよくわかりますね。

肩の筋肉には両腕を吊るしているだけでも相当な負担がかかっています。成人の男性の腕は左右それぞれ約5キログラムと重く、合計10キログラムの荷重を両肩の筋肉で支えることになります。肩の筋肉の収縮が続くことにより当然、肩こりの原因となり、さらに続くと緊張型頭痛を起こすまでになります。僧帽筋は肩の筋肉ですが、頭を支える働きもしています。頭の重さも平均5キログラムで、両腕と合わせて15キログラムを支える作業です。

ときどき肩の筋肉をストレッチし、血行をよくすることが緊張型頭痛の緩和に必須なことはご理解いただけると思います。緊張型頭痛対策の肩を回す体操は、頭痛のないときは予防、あるときには痛みの緩和が目的です。

片頭痛予防体操は片頭痛を予防し、とくに慢性化を防ぎます。脳にストレッチ信号を送り、頭痛回路を遮断するのが目的です。片頭痛と緊張型頭痛とが混在することも少なくありません。片頭痛予防体操と緊張型頭痛体操、両方で3分をぜひ毎日の日課にしてください。

体操をしていて「気持ちが良いな」と思えたらしめたものです。自分で送ったストレッチ信号によって、あなたの脳が久しぶりにスカッとしてくれる兆しです。

首をグルグル回すのは厳禁

緊張型頭痛改善には自分でできることがほかにも沢山あります。「頭痛肩こり樋口一葉」の中で、樋口一葉は肩こり頭痛には「手でトントンと肩を叩く」ようにしていました。

第4章でお話ししたように緊張型頭痛は、ストレスで筋肉が硬くなり、硬い筋肉には血液が流れにくい、疲労物質や痛み物質が筋肉から洗い流されない、そして溜まった疲労物質が筋肉をさらに硬くする、という悪循環です。悪循環を、良い循環にする筋肉のマッサージも有効です。あまり強く行わない、こりをつぶそうとは思わないのがコツです。頑張りすぎる人、肩の力を抜くのが下手な人に緊張型頭痛が起こりやすいので、その逆にリラックスすることがコツです。

ただし、患者さんと話すと、必ず驚かれる注意点があります。

首をグルグル回すことだけは厳禁なのです。首がゴキゴキいって気持ちいいし、首の疲れを取るのにも良いと誤解されているのですが、首の筋肉にさらに負担をかけるだけです。

整形外科の治療で首の周りにカラー（頸椎固定用の装具）を巻いて、首を動かさないよう、安静にする方法があります。首をグルグル回すのはその逆です。緊張型頭痛の人は、首を回す体操は行わないでください。

緊張型頭痛では首のこりを感じるため、首をグルグル回したくなります。でも考えてみてください。緊張型頭痛の原因は頭を支えることなどによる肩や首の疲れです。できるだけ首には負担をかけないこと、血行をよくすることが基本です。特に高齢者の方に、首のグルグル回しは厳禁です。首を守ろうとして、ますます首こりや肩こりがひどくなります。

片頭痛にマッサージは逆効果

さて、片頭痛予防体操と緊張型頭痛体操を説明したところで、もう一度、片頭痛と緊張型頭痛の違いについて、自分で予防・改善するときに気を付けるべきことを確認しておきましょう。

首の後ろのマッサージでよくなったら緊張型頭痛です。緊張型頭痛は筋肉のこりと血行障害が原因ですので、頭痛の最中にその原因をとるようなマッサージをすると心地よく感じます。

その逆が片頭痛です。片頭痛の発作中は光、音、においなどに敏感になるだけでなく、皮膚の感覚も異常に敏感になります。髪をとかしても痛みを感じる状態で、この現象を異痛症（アロディニア）と呼びます。首のマッサージがとても不快な感覚にすらなります。

マッサージが逆効果だったら、あなたの頭痛は片頭痛なのです。

緊張型頭痛は血管が収縮、片頭痛は血管が拡張して起こります。メカニズムが正反対なのです。治療法を間違えると、当然逆効果になるわけです。

「頭痛の時、頭は冷やすのと、温めるのと、どちらが良いですか？」

これも、患者さんから、よくされる質問です。

「片頭痛は血管拡張ですから、おでこを冷やす。緊張型頭痛は血管収縮による血行障害を改善するために首の後ろを温めるのがよいでしょう」

緊張型頭痛は、長時間の不自然な姿勢や精神的なストレスによる後頸部や肩僧帽筋の筋緊張、血行障害が原因で起こるわけですから、その対策を考えます。ストレッチ体操（首は動かさない）、気分転換が第一です。ぬるめのお湯にゆっくりつかるのも効果的です。筋肉のこりがとれ、気持ちもほぐれるような効果を期待できます。

消炎鎮痛薬も一時的には有効ですが、飲み過ぎると薬物乱用頭痛が加わり、緊張型頭痛が慢性化してしまいます。痛み止めを飲み過ぎると脳の痛み調節系（痛みの番人のセロトニン）がサボってしまい、逆に痛みが起こりやすくなるのです。これは、片頭痛が慢性化するのと同じメカニズムです。薬よりマッサージや、次項でお話しするような、全身の血行をよくする工夫がずっとベターです。

緊張型頭痛は入浴で筋肉の硬さがほぐれることでよくなるのに、片頭痛では逆に、お風呂に入ると血管が拡張して頭痛がひどくなります。

第二の心臓と、第三の心臓を使って血行をよくする

緊張型頭痛の治療に必要なのは、首、肩、頭部の筋肉の血行をよくすることですが、もちろん全身の血行をよくすることも大切です。そのためには十分な血液を心臓から送り出す必要があります。緊張型頭痛のみならず片頭痛でも、立ちくらみやめまいがよく起こりますが、これは心臓から脳に送られる血液の拍出量が不十分なためです。

一番の原因は血液が足や腸などの下半身の静脈に鬱血して、心臓に十分な血液が戻ってこないことです。下半身に血液がたまるとむくんできます。鬱血した下肢や腸管の血液(静脈)を心臓に戻すためには、第二の心臓と第三の心臓に働いてもらう必要があります。

第二の心臓はふくらはぎです。ふくらはぎに手を当てながら足首を繰り返し伸展、屈曲させると、ふくらはぎの大きな筋肉の収縮を感じます。ふくらはぎがポンプのように働き、血液を足から心臓に送り返すのです。足首の伸展、屈曲は歩く動作ですので、歩いても良いわけです。

第三の心臓は横隔膜です。腸管に集まる多くの血管にも鬱血した血液がたまります。鬱血した血液を心臓に送り返すには、腹式呼吸による横隔膜のポンプ機能を活用します。できるだけ長くお腹をへこませながら息を吐くようにすると、横隔膜は押し上げられます。

次に新鮮な空気を胸と腹いっぱいに吸い込むと、横隔膜は押し下げられます。横隔膜の大きな上下運動で腹腔内の圧が変化し、鬱血していた血液が腹部や下半身から汲み上げられ、心臓に戻ります。

緊張型頭痛を改善する秘訣は、ふくらはぎとお腹にある第二と第三の心臓を働かせることです。

第7章　だから頭痛は自分で治せる

頭の痛みも警告信号なのか

そもそも痛みとは何なのでしょう？

よく、外敵から身を守るために脳から発信される警告信号といわれます。

たとえば蜂に刺された時、体中に張り巡らされた痛みセンサーで、刺された点から緊急信号が脳に発信されます。それが太い痛み伝達信号（Aβ線維）に沿って瞬時に脳に伝わり、蜂を振り払うための防御反応が起こります。

では、頭痛はどうか。皮膚の痛みとはまったく違います。頭痛は内臓痛といわれ、より細い痛み伝達線維（γ線維）によって痛みが脳に伝わります。鈍器で殴られたような、鈍く割れそうな、強く締め付けられるような痛みとして伝わります。蜂に刺された痛みと違って、γ線維によりゆっくりと脳に伝わります。その点、同じ内臓痛である腹痛によく似ていて、鈍く尾を引くような、手ぬぐいでしぼられるような痛みになることがあります。

また、頭痛や腹痛も生体の防御反応としてのメッセージを脳に送ることがあります。たとえば、胃潰瘍の腹痛や、くも膜下出血の頭痛などは、いずれも危険な病気の警告信号で、痛みは病気の症状です。

頭痛も、他の病気の症状としての頭痛、たとえばくも膜下出血や髄膜炎、脳腫瘍の症状などの場合は、生体の警告信号としての意味がすんなり理解できます。しかし、片頭痛、たとえば「頭痛肩こり樋口一葉」で夏子が言うように、玄能で頭を断ち割ってほしいと思うほどの激しい片頭痛の痛みは一体どう理解すればよいのでしょうか。これも何らかの警告なのでしょうか?

患者さんは「なぜ私は、頭痛でこんなに悩まされるのか」と、恨むとともに疑問にも思っています。もし、片頭痛が生体にとって必要な、何らかの警告信号だというのなら、まだ納得しやすいのかもしれません。

警報機の誤作動が片頭痛?

しかし、片頭痛が生体に向けての何らかの良い信号なのか、それともいたずら信号なのか、実はよくわかっていません。

研究者同士はよく気さくな意見交換を行いますが、その中からアイデアが生まれることも少なくありません。数年前、米国の頭痛学会の夕食会で、「片頭痛信号」について研究者同士で、性善説と性悪説の両面から話し合ったことがあります。

性悪説の代表は「脳の警報機の誤作動説」でした。

「脳の血流は脳の働きに応じて調節されている」という、私の恩師の後藤教授の説については第5章でお話ししました。さらに後藤教授は「通常、血圧の変動にもかかわらず脳血流が一定に保たれるのは、自律神経から放出されるノルエピネフリンなどにより、血流が自動調節されるためである」という学説を発表しています。

逆に、平常時ではなく有事の際に働くのが三叉神経から放出されるCGRPという物質であるという仮説についても第3章でお話ししました。たとえば熱中症などで血圧が極端に低下し脳血流が低下するようなときCGRPが放出され、血管を最大限に拡張し脳血流を維持させようとする。つまりCGRPは人体の緊急時に出動する「生体の非常装置、警報機らしい」というのです。

性悪説の言わんとしているところは、片頭痛というのはCGRP出動装置が誤作動を起こした結果ではないのかということで、議論が盛り上がりました。つまり、反応の良い体質の片頭痛の人は、熱中症になるほどでもない天候の変化などにも敏感に反応し、CGRPを放出して脳血管の拡張とともに片頭痛を起こす……。

これが「脳の警報機の誤作動説」です。

夕食の場で議論した仲間たちは、当時すでにCGRPをブロックして片頭痛を予防する画期的治療薬の開発を始めており、その成果が最近形になりつつあります。

片頭痛は脳からのありがたいメッセージ?

一方、片頭痛の性善説というのは、「脳からのありがたいメッセージ説」です。頭痛研究者のあいだでは最近、二つのキーワードが注目されてきました。体を動かして得られる爽快感、そして家族や恋人と過ごし深まる愛情。爽快感と愛情の必要性、この二つのメッセージを片頭痛の脳が送ってきているというのです。

心と体のリズムをコントロールして爽快感をもたらす脳内物質がセロトニンです。そして愛情をはぐくむホルモンとしてオキシトシンという物質があります。この二つの脳内物質が片頭痛の発症に重要な役割を果たしていることが、最近わかってきました。

セロトニンと片頭痛との関係は本書で詳しく説明していますが、後者のオキシトシンの作用も注目されています。「幸福ホルモン」「愛情ホルモン」とも呼ばれ、良いことずくめの脳内物質です。

オキシトシンは9個のアミノ酸でできたホルモンで、脳幹部にある視床下部で合成され、隣り合った脳下垂体後葉から分泌されます。「はじめに」でご紹介した片頭痛が来るたびに自分の体重が500グラム増えることを発見した女性の話を思い出してください。

彼女の片頭痛の犯人の一味だった抗利尿ホルモンが分泌されるのも脳下垂体後葉からです。

片頭痛の初期、まず視床下部が興奮し、その興奮が次々と周囲に拡がっていって痛みにつながることが、最新の画像検査などを通してハッキリと確認されています。

オキシトシンは脳内で産生される物質ですが、オキシトシンを合成して片頭痛の治療薬として使用する試みも始まっています。米国のベンチャー創薬メーカーのトライジェミナ社は、オキシトシンを片頭痛予防薬として開発することに成功して、今、世界中の研究者の注目を集めています。

「愛情ホルモン」であるオキシトシンで片頭痛を予防するためには、片頭痛が起こる都度、予防薬を1錠飲みます。すると、その頭痛の程度が抑えられるのです。飲むごとに片頭痛の程度が軽くなり、3ヵ月後には片頭痛の頻度も痛みの程度も減少するという驚きの結果が出ています。現在、オキシトシンの片頭痛に対する効果と安全性を確認するため、大規模な臨床研究が進行中です。オキシトシンは生体内のひとつの成分ですが、ビタミンのように薬として補充することが可能です。

つまり、こういうことなのです。「片頭痛」は、「もっと、心と体にリズムと爽快感が必要だ」「もっと心と体とのひずみに気がついてほしい」「愛情が足りない」という脳からの切実なメッセージを伝えている可能性があるのです。

考えてみれば、CGRPが平常時に有事と勘違いして起こす誤作動による片頭痛も、平常時のリズムを保つような日常の工夫ができれば、予防できても不思議ではありません。

私たち臨床医は患者さんと一緒になって、脳からのそうしたメッセージに応える作戦を考え、また、研究者は片頭痛のメカニズムの研究をさらに貪欲に進め、新しい理想的な予防薬の開発を目指しています。

片頭痛の震源地、視床下部の不思議

体のリズムや環境の変化から始まり、セロトニンの消費と枯渇、三叉神経興奮、CGRP放出、血管拡張・炎症という構図で片頭痛の研究が進んできたことを、第3章で詳しくお話ししました。次の課題は、「セロトニンを動かすのは何か」です。

じつは片頭痛はなぜ起こるのか、震源地は結局どこなのかについては、だんだん的が絞られてきているのです。本書にも何回か登場した、視床下部です。脳のセロトニンは中脳のラッフェ核で産生されます。ラッフェ核の直上に視床下部があり、セロトニンのみならず自律神経やホルモンなど多くの脳内物質をコントロールしています。

片頭痛と視床下部については世界中で研究が行われていますが、日本の脳科学も進んでいます。約10年前に北里大学のグループは、脳の視床下部から放出されるオレキシンという物質が片頭痛の患者さんの血液中で低下していることを発見しました。片頭痛が視床下部のジェネレーターにより起こるという説は海外でも研究されていましたが、オレキシンが関係していることを片頭痛患者さんで示した研究は初めてです。

視床下部は多くの生体反応をコントロールしており、人が生きていくためのインフラを維持、管理しています。心臓が動いて酸素と栄養を全身に送り、消化器系から栄養を取り入れて生きるエネルギー源としています。夜は寝て、昼は活動します。そんなことを意識せずに我々が生きていけるのは、自律神経が知らないところで働いてくれているからです。交感神経や副交感神経からなる自律神経の中枢が視床下部です。満腹中枢・空腹中枢、睡眠中枢・覚醒中枢、ホルモンコントロール中枢、情緒の中枢など、みんな視床下部にあります。

片頭痛発作はそれらの自律神経症状を激しく伴う病気なので、「片頭痛は自律神経の嵐」と言われることすらあります。

人の感ずるほとんどすべての感覚は脳の視床に向かい、その直下の視床下部はそれらの刺激に迅速に反応します。視床下部から片頭痛信号がセロトニン中枢（間脳）に送られ、さらに大脳や中脳、ホルモン中枢（脳下垂体）にも送られ、予兆、前兆、頭痛を起こすと考える研究者が増えてきているのです。

なぜ片頭痛が始まるとチョコレートが食べたくなるのか

視床下部学説がぴったり合う患者さんも少なくありません。

「はじめに」でご紹介した女性の、体重が500グラム増えると片頭痛が起こるという発見をもう一度思い出して下さい。彼女の発見は科学者が解説すると、

「視床下部から発信された片頭痛信号が隣接する脳下垂体(ホルモン中枢)に送られると、抗利尿ホルモンの増加で尿の量が減り、体にむくみが生じるため」

となります。そういった、患者さんが体験していた片頭痛のメカニズムが、いま次々と科学的に証明されているのです。私が患者さんの体験を聞いて一緒に興奮するのは、片頭痛の科学の進歩はすべて、患者さんからの頭痛情報がもとになっていることを常に認識できるからです。

こんな患者さんもいます。

「先生、私の片頭痛は食事の時間がなくて、空腹を我慢しすぎると起きます」

「空腹を我慢すると片頭痛が起こりやすいことはよく知られています。ところで、片頭痛のごく初期に、無性に空腹感を感じることはありませんか?」

「そうなのです。大好きなチョコレートを沢山食べてしまいます。チョコレートは片頭痛

の大敵ですね」

と言う患者さんに、私の説をお話しします。

「チョコレートのせいではないのです。片頭痛が始まった後に、視床下部の空腹中枢から『空腹』の信号が出るので、チョコレートを食べてしまうのです。チョコレートのせいで片頭痛が起こるわけではありません」

視床下部はセロトニンだけでなく、交感神経のアドレナリン、副交感神経のアセチルコリン、さらにドーパミンなどにも指令を送っており、体のあらゆる働きと密接な関係を持ちます。片頭痛で吐き気がするのはドーパミンが刺激されるからと言われています。

視床下部と片頭痛は、多くの糸でつながっているようです。現代の医学が、脳内の神経のからみを解きほぐそうとしています。視床下部の中核的な物質のオレキシンと片頭痛との関係から、また画期的な新薬が開発されるかもしれません。

痛みの記憶が片頭痛を慢性化させる

片頭痛の頻度が増える患者さんが少なくありません。こんな風に話してくれます。

「先生、私の頭痛は湿度や温度が変わると起こります。最近は会社の空調に体が対応できずに頭痛が起こるので、ほとんど毎日が片頭痛です。おまけに頭痛がひどくなってきて、寝込むほどになることもあります。脳の異常でしょうか？」

私は、

「片頭痛が慢性化して、脳に痛みマトリックス（痛みの子宮）ができるからだといわれています。痛みを記憶する回路ができてしまうのです。繰り返し起こる片頭痛が、さらに頻度を高めることになります」

と、最近の学説を患者さんにお話しします。

「脳に片頭痛を記憶する子宮ができるのですか？」

マトリックスの語源の一つが子宮だそうです。痛みマトリックス（pain matrix）という言葉は、痛みを生みだす（子宮）新たなメカニズムという意味で使われています。新しい学説の一つです。

片頭痛の痛み信号は三叉神経、頸神経、自律神経が合流して脳に送られます。痛み信号が伝達されていく脳の経路のあちこちの通過点で起こる活動が、脳血流画像で確認されています。片頭痛が始まった後の脳血流を測定すると、中脳中心灰白質（痛みの調節）、島（痛みの緩和あるいは増幅）、扁桃体（情緒・感情）、大脳辺縁系（記憶）、視床（痛みの中継）、側頭葉（痛みの認知）といった痛みに関係する多くの部位で脳血流が増加しています。

このように、痛みに対し脳が予想以上に反応することは科学者にとっても驚きです。脳は痛みを緩和したり、増幅したりしますが、最終的に大脳が認知する際に、情緒や感情にもかなり左右されることもわかりました。そして痛みの記憶回路が情緒や感情とともに形成される。これが痛みマトリックスです。痛みが記憶されると次の頭痛が起こりやすくなるのは、痛みマトリックスがかかわっていると考えられます。

痛みの記憶というと、幻肢痛が有名です。たとえば、戦争で片腕を根元から切断され帰国した兵士が、腕の傷は完治したにもかかわらず、ないはずの手の指に時々激しい痛みを感ずる、といった現象。ファントムペイン（幻の痛み）と呼ばれます。痛み止めは無効で、痛みの記憶が悪夢とともに記憶されていて、ときおりその記憶が呼び起こされ、つらい痛みを感ずるのです。

片腕が切断されても、腕から指先までの運動を支配していた脳はそのまま残っています。その脳から指を動かす指令が出されても、指に届くわけもなく、信号はただ周辺でむなしく空回りし、ついには周囲の痛みの神経が刺激されます。運動信号と痛み信号とが幻のような神経の回路を作り、脳に記憶されてしまうのです。

ファントムペインが記憶され、かつ幻のように痛みが生ずる。これが痛みマトリックスの考えの原点といわれています。

片頭痛の頻度が雪だるま式に高まり慢性化するのは、痛みマトリックスに痛みが記憶され、また呼び起こされるという繰り返しのためと考えられます。頭痛の程度もひどくなります。記憶の世界に住み着いて、あるとき、オペラ座の怪人（ファントム・オブ・オペラ）のように現れる頭痛です。片頭痛の記憶による「痛み」には違いありませんが、痛みは変容して「幻（ファントム）」の頭痛になっており、治療しにくい厄介な症状なのです。

「痛いの、痛いの、飛んでけ〜〜〜」で片頭痛は治る

片頭痛の記憶される回路が痛みマトリックスで、記憶の再生が頻回なのが慢性片頭痛です。さらに天候の変化が片頭痛の誘因となる場合、気圧、温度、湿度などのセンサーの情報も一緒に記憶されることになります。

第6章では、「片頭痛予防体操」を続けることによって、脳に良い信号が送られて片頭痛が記憶された回路を遮断して、片頭痛を予防することを説明しました。宇宙次元の予防法と思われたかもしれませんが、痛みマトリックスや、ファントムペインの例で、脳の不思議を知ると、医学的にも説明がつくことがおわかりいただけるのではないでしょうか。

子供がどこかをぶつけて痛くて泣いているとき、お母さんがぶつけたところをさすってあげながら、

「痛いの、痛いの、飛んでけ〜〜〜」

と、おまじないを言うと、子供が痛さを忘れて泣きやむことがあります。

実はこれ、単なる「おまじない」ではなくて、手でさすると痛みが和らぐというのは、「ゲートコントロール学説」で説明できるのです。

痛みが伝わる回路に別の新しい、「良い刺激」を与えると、痛みの伝達が抑制される、すなわち別の刺激が回路を占領し、痛み刺激の入るゲートが遮断されるという理論です。

慢性疼痛の治療として弱い電気刺激を連続的に流す方法は、リハビリテーションや鍼治療などで行われています。片頭痛でもシェーネン博士を中心として大後頭神経に電気刺激を連続的に与え、あるいは三叉神経に磁気刺激を与えて片頭痛を予防する方法が試みられています。

片頭痛予防体操というのは、後頸部の第3頸神経部分からストレッチ信号を脳に送るものです。送られた信号は三叉神経・脊髄路（中継）核から、逆行性に三叉神経への抑制信号となり、また脳、特に大脳辺縁系の痛みマトリックスに信号を送ります。痛み回路を遮断し、痛みの記憶を減らしていくことで片頭痛の慢性化を予防するのです。

ストレッチ信号という良い信号を脳に送ることにより、片頭痛の圧痛点を解消し、痛み伝達のゲートを遮断することで、電気刺激より簡単に、安全に自分でできる予防法です。

繰り返しになりますが、頭痛体操で圧痛点がなくなるということは、脳があなたの言うことを聞いてくれるということです。

だから片頭痛は自分で治せるのです。

脳の不思議のメカニズムを知り、痛みの番人を活性化し、片頭痛を自分で治す。一日2分の片頭痛予防体操が、片頭痛解消へのゲートを開いてくれます。片頭痛の予防法はこれからも進歩するはずですが、「痛いの、痛いの、飛んでけ〰〰」という良い信号を、脳に送り続ける頭痛体操は、やはり百薬の長なのです。

第8章　頭痛薬の本当の話

片頭痛「特効薬」の開発競争

片頭痛は「ひと眠り」するとよくなることが多い病気です。痛くなった時に眠れるならばベストです。そうもいかない場合には、血管の拡張とともに発生する片頭痛のメカニズムに作用する薬を飲むのが、いまのところ最良の解決策です。

ただし、「頭痛薬」の使用法には注意すべきことがたくさんあります。

たとえば、鎮痛薬というのは、軽い片頭痛以外にはほとんど効果がありません。これは片頭痛に悩む方にはそれこそ痛いほどおわかりでしょう。また、第1章「頭痛ダイアリーで薬の飲み過ぎが怖くなる」で警告しましたが「頭痛薬」の飲み過ぎが、逆に頭痛を慢性化させることもあります。

本章では、頭痛、特に片頭痛と薬の関係を詳しく説明したいと思います。

片頭痛の火元を消す薬、つまり血管の拡張を元に戻すことで、片頭痛を何とかやり過ごすことができるのが、「トリプタン系」の薬です。

１９８０年代後半、多くの人が苦しめられていた二大疾患として、インフルエンザと片頭痛が挙げられていました。いずれもよくある病気で軽く見られがちでしたが、仕事、家事、勉学に多大な支障をきたすやっかいな病気です。多くの製薬会社がこの二つの疾患に画期的に効く新薬の開発競争に必死でした。

ビジネス的に非常に価値が大きいこともあり、特に米国では優秀な研究者はインフルエンザか片頭痛、いずれかに結集し、新薬開発に熾烈な競争を繰り広げたのです。今から25年ほど前のことです。

米国の医療・製薬界のエネルギーは当時からものすごく、結果的にほぼ前後して、片頭痛にはスマトリプタン、インフルエンザにはタミフルが開発され、治療薬として使用が可能になりました。日本での新薬としての承認はやや遅れて２０００年前後のことです。

片頭痛を抑えるのに効果的な物質がセロトニンであり、人体にセロトニンを注射したところ、てきめんに効果があったこと、しかし副作用がものすごかったことは第3章のランス博士の研究の項で、すでに説明しました。製薬会社も、多くの患者さんの片頭痛解消に貢献する大ヒット薬品の可能性をセロトニンの周辺に嗅ぎつけたのです。

１９９２年、片頭痛発作治療薬として米国で最初に承認されたのはグラクソ社（現在のＧＳＫ社）が開発し、臨床治験で効果と安全性が確認されたスマトリプタンです。

血管拡張　頭痛発作中と非発作時のMRA（北里大学の研究）

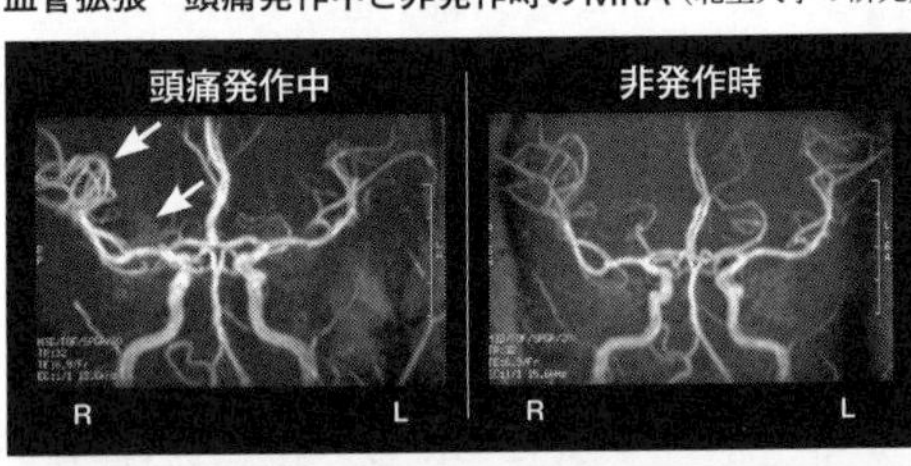

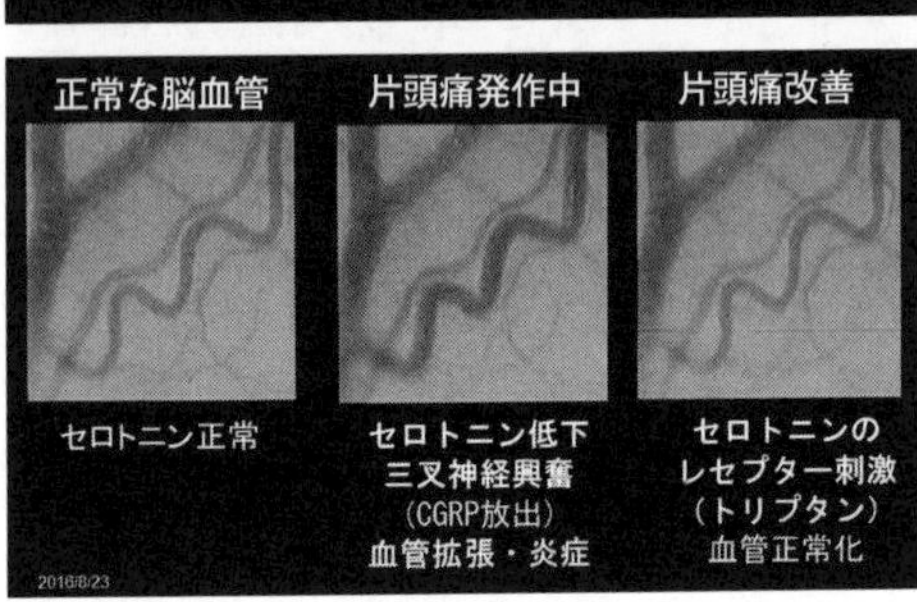

スマトリプタンの発見者はグラクソ社のハンフリー主任研究員です。スマトリプタンはセロトニンに構造が類似していますが、一部分が違っています。スマトリプタンは片頭痛のみでなく群発頭痛にも効果が証明されました。

片頭痛は血管が拡張し、血漿成分が血管の外にしみ出て炎症を起こします。炎症というのは、風邪で喉が腫れて赤くなり痛む、あの状態です。上の図（左）のように最近は片頭痛発作中の脳血管の拡張（矢印）をＭＲＡ画像で観察することが可能になりました。血管の拡張を元に戻すのがスマトリプタンです。片頭痛を元から治す薬です。片頭痛はあくまでも血管拡張が元に戻ることで治るのです。

この様子を動物実験モデルで見ると下の図のようになります。３枚の図は動物実験で、

「セロトニン低下・三叉神経興奮」による血管拡張とトリプタン系の薬による改善を再現させた実験モデルです。

図左は正常時、図中央は三叉神経が興奮しCGRPが放出されて血管が拡張した状態（片頭痛発作中の血管に相当し炎症も起こって赤い）、図右はトリプタンにより三叉神経のセロトニンが正常となり、血管拡張も改善しています。

痛み止めでなく、片頭痛発作のメカニズムに作用する画期的な薬は、片頭痛発作の70％以上に効果的でした。外来を受診する患者さんの半分以上が「おかげで人生が変わりました」と感じ、これは世界共通でした。

スマトリプタンに続き、合計8種類の同様の片頭痛治療薬が別々の会社で開発され、総称してトリプタン系の薬と呼ばれています。日本では、「イミグラン」、「ゾーミッグ」、「マクサルト」、「レルパックス」、「アマージ」の商品名で5種類のトリプタン製剤があります。いずれも痛み止めとしての作用はなく、片頭痛のメカニズムに作用する薬です。

スマトリプタンが片頭痛発作を鎮め、かつ副作用が少ないのはなぜでしょう。

セロトニンは百面相のように一人で何役もこなし、体内のいろいろな受け皿（レセプター）で違う作用が生じるのですが、スマトリプタンは片頭痛を起こすメカニズムに関わる三叉神経のレセプターのみに作用します。その結果、セロトニンの活動減少をおぎなって三叉神経の興奮をコントロールするのです。

トリプタンで片頭痛を改善するコツ

トリプタン系製剤で片頭痛を改善するためには、ちょっとしたコツがあります。飲むタイミングによって、かなり効果が左右されるのです。

そもそも患者さんは、処方された「トリプタン系の片頭痛薬」の説明をいくら受けていても、飲んで痛みがなくなったのだから鎮痛薬だと勘違いしがちです。

診察室ではよくこんなやり取りになります。

「トリプタンは強い痛み止めだと思っていました。でも、片頭痛が本当にひどいときにはあまり効かないこともあるんです」

私はこう答えます。

「トリプタンは片頭痛が始まったら早めに飲むのがコツです。それに痛み止めではなくて、片頭痛が起こるメカニズムそのものに作用する薬ですから、どんな頭痛にも効くわけではありません」

トリプタンを早めに飲む理由の一つは、片頭痛というのはひどくなると吐き気をもよおすからです。吐き気がするほどの片頭痛のときにトリプタンを飲んでも、胃や腸から吸収されません。胃液ごと薬を吐いてしまうことすらあります。

もう一つ、トリプタンを早めに飲む理由があります。ハーバード大学のラミー・バースタイン博士は「片頭痛とトリプタンとの競争」という論文で、片頭痛の進行に遅れないようにトリプタンを早めに飲んだ方が良いと述べています。その研究によると、トリプタンを飲むゴールデンタイムは片頭痛が始まってから4時間とされています。それ以後だと、異痛症といわれる脳の痛み過敏状態が進行し、トリプタンで脳血管の拡張が治まっても痛みは残ってしまうというのです。

2001年に行った私たちのアンケート調査では、トリプタンを使用した片頭痛の人の49％が「以前と比較にならないくらい楽になった」、「人生が変わった」と答えています。

樋口一葉にもトリプタンを飲んでみてほしかったと、いまさらながら残念に思います。

繰り返しますが、片頭痛の特効薬として開発されたトリプタンは脳血管の拡張を元に戻し、周囲の炎症を鎮め、片頭痛の症状をとる、つまり片頭痛のメカニズムに作用する薬で、鎮痛薬ではありません。目の奥あたりにある血管の拡張によって生じる群発頭痛にも有効ですが、それ以外の痛みにはまったく効果がないのです。

片頭痛は胃腸も病気

「片頭痛は胃も病気なのです」

こう、片頭痛の患者さんにお話しすると、例外なく怪訝な顔をされます。片頭痛になると、胃の正常な動きが止まってしまうのです。さらに逆方向に動いて、胃の中のものを腸の方向に送らず、食道方向に逆流させ、吐き気がしたり、吐いたりしてしまいます。

片頭痛が吐き気を伴う理由には二つの説があります。まず、第7章でお話しした片頭痛のジェネレーターの視床下部にある嘔吐中枢が刺激されるという説です。

もう一つは片頭痛の原因のセロトニンが胃や腸の周りにも多く分布し、発作の最中に吐き気を誘発してしまうという説です。いずれもが関係しているかもしれません。

幼児や小児の片頭痛は、「吐くだけ」で頭痛のない場合があります。小児の「周期性嘔吐」は『国際頭痛分類』でも片頭痛のひとつのタイプとされています。いわゆる、自家中毒です。胃の動きをよくする薬ドンペリドン（商品名・ナウゼリン）などを上手に使うのが片頭痛を早く治すコツです。

成人でも、ドンペリドンを一緒に飲むとトリプタンの胃や腸からの吸収がよくなり、効果的です。「胃の薬」というと、普通は胃の粘膜が胃炎や胃潰瘍になるのを予防する薬、いわゆる「制酸剤」です。ドンペリドンは胃の粘膜を守るのではなく、胃や腸の動きをよくする薬です。ドンペリドンの効能には「吐き気止め」と書いてあり、吐き気がしてから飲む方もいます。実際には、吐き気が始まってからでは吐き気止めも胃から吸収されなくなります。ですから、片頭痛の気配がしたら、あるいは片頭痛が起きそうで心配な時に予防的に飲む。それが一番効果的な薬です。

ただし、どんな薬にも作用と副作用とがあります。胃の薬のドンペリドンも同じです。ドンペリドンは胃の動きをよくしますが、実は効いているかどうかは自分ではわからないのが普通です。逆に、副作用を感じる人が20～30人に1人くらいいます。というのもこの薬にはプロラクチンを活性化させる作用があるからです。

プロラクチンは月経や授乳などに関わるホルモンです。たとえば不妊治療中は、女性ホルモンのバランスを知る必要があります。そうした場合にプロラクチンだけが増加すると、受精計画が混乱してしまいます。胃の動きをよくする薬のほとんどがプロラクチンを増加させる可能性があります。不妊治療にあたる医師はよく知っています。

稀に、実際に乳腺が張る感じのすることもあります。その場合は、モサプリド（商品名・ガスモチン）がドンペリドンの代わりに使われます。いずれにしても薬には、作用と副作用とがあることを知っていることが大切です。

薬の飲み過ぎで慢性片頭痛に

薬は両刃の剣と言われています。上手に使うコツを知らないと、一方では有益でも、他方で自分自身に害の及ぶことがあります。

ここで紹介するFさんは、対処法を間違えて、片頭痛が薬物乱用頭痛になり、さらに慢性片頭痛へと変貌した患者さんです。Fさんの例は典型的で、片頭痛がどうして薬物乱用頭痛や慢性片頭痛になるのかが理解できます。

Fさんは42歳女性。数年前から自分のカレンダー型手帳に頭痛のしるしを付けていました。3年前の1月から2月にかけての記録を見ると、月に1～2回しか起きないはずの片頭痛がほぼ毎日のように起きていました。頭痛がなかったのはひと月のうちわずか7日だけ。その頃から片頭痛が慢性片頭痛に悪化していたのです。

「それまでの対処の仕方が愚かだったなって思います」

と、Fさんは述懐します。

Fさんが初めて頭痛を感じたのは、小学校6年生のとき。母親も頭痛持ちで「それ片頭痛よ」と言われて、遺伝だから仕方ないと受け入れていました。そんな彼女の頭痛に変化が現れたのは、短大を卒業して、地元の企業に就職した頃でした。学生の頃には感じたことのない緊張感と責任感。仕事のプレッシャーは大きくなっていきました。

　そんなFさんが、朝、目を覚ますと「あ！　痛い」、しばらく忘れていた片頭痛が起こり始めたのです。そこで彼女は慣れた手つきで、いつもの薬を1錠飲みました。しかし、「もし、会社でまた痛くなったらどうしよう」ともう1錠飲むことにし、「これで仕事にも差しさわりはないはず」と考えていました。とにかく「頭痛で仕事の効率が落ちるのを周りに知られたくない、弱い自分を同僚に見せたくない」という思いから、症状が出る前から予防として薬を飲むようになりました。彼女にとっては苦肉の策でした。

　しばらくは、仕事をしている最中に頭痛が気にならなくなっていました。「頭痛はこれで何とかなりそうだ」と、頭痛を紛らわすために薬用量より多い薬を飲んで仕事をすることが増えていったのです。間違った対処法と薄々感じてはいたそうですが……。

　その半年後、あの朝の頭痛の回数が増えてきました。月に7〜8回と頻度が増してきたのです。おまけにいつもの薬が、以前より効きが悪くなりました。困った彼女はある日会社を早退し、帰り道に寄ったのは、病院ではなく、大手の薬局でした。「頭痛の鎮痛剤ってこんなにいっぱいあるんだ」と感心したFさんは、飲んでいる薬の鎮痛効果がなくなると、また別の市販薬に頼るという、「薬ショッピング」を始めたのです。

　4年後、結婚して最初の子供ができた26歳のころから、今までに感じたことのないような激しい頭痛に悩まされるようになりました。このとき彼女は、その痛みこそが薬物乱用頭痛が慢性片頭痛へと変貌したサインとは知りませんでした。ＭＲＩ検査は異常なしと言われ、「この頭痛とは一生付き合っていくしかない」、そう覚悟を決めたそうです。

「薬ショッピング」は負のスパイラル

月に2〜3回程度しか起こらなかった片頭痛が、月の半分以上、慢性的に起こるようになってしまう片頭痛は慢性片頭痛と定義されています。

「慢性片頭痛」はキーワードのように本書で随所に出てきました。ざっと拾ってみても「樋口一葉は慢性片頭痛のさきがけ」、「悪玉頭痛の慢性片頭痛で頭痛外来はパンク状態」、「慢性片頭痛の診断には頭痛ダイアリーが必須」、「慢性片頭痛を攻め落とす頭痛体操」、「慢性片頭痛には圧痛点が必発」などです。お気づきでしょうか。すべてが私にとっての頭痛医療の課題ばかりです。

鎮痛薬の飲み過ぎで片頭痛を悪玉の慢性片頭痛にしてはいけません。ところがFさんのような片頭痛持ちが、決められた用量、用法を守らず、自分の判断で薬を服用し、それを長期間続けてしまったために、片頭痛が慢性化するケースが非常に多いのです。

なぜ鎮痛薬を飲み過ぎると、頭痛がひどくなるのでしょう？　そもそも、私たちの身体は、頭痛などで痛みが起きると、その痛みが神経を通じて脳に伝えられ、痛みを抑える物質が出るようになっています。この物質と、血管の炎症を抑える鎮痛薬の相乗効果で、痛みは抑えられているのです。

ところが鎮痛薬を用量より多く飲み続けると痛みが強制的に抑えられることで、本来、痛みを調節すべき脳が、自分はやらなくてもよいのだと勘違いしてしまい、次第に痛みを抑える物質を出さなくなってしまうのです。すると、わずかな刺激でも頭が痛いと感じるようになる……。これが鎮痛薬の飲み過ぎで頭痛が悪化する理由です。

脳内には中脳や扁桃体に痛み調節系があり、セロトニンやエンケファリンをはじめとするいくつかの脳内物質がその痛み調節系を働かせていますが、鎮痛薬の飲み過ぎで脳の痛みの番人をサボらせてしまう、脳の痛みの番人が働かないとちょっとした痛みも過剰に敏感に感じてしまう、そうしてまた痛み止めを飲む、という負の連鎖が生じます。

つまり、頭痛が頻繁に起こるようになった原因は、痛み止めがなんとかしてくれるだろうという「脳の痛み調節系の勘違い」だったのです。さらに、薬を飲み過ぎることで、次第に脳は過敏になり、ちょっとした痛みにも反応してしまう。薬による鎮痛効果だけでは、痛みが治まらなくなってしまいます。

Fさんは、鎮痛効果がなくなる度に、痛みの改善を求めて薬ショッピングに走ってしまい、片頭痛をさらに悪化させるという、まさに慢性片頭痛の負のスパイラルに陥ってしまったのです。

鎮痛薬を飲み過ぎると、新しい頭痛が増える

片頭痛や緊張型頭痛の頻度や程度が高まり、慢性化する大きな原因は頭痛薬の飲み過ぎ、乱用です。

「薬物乱用」は、麻薬の乱用を思わせるという意見もあり、日本頭痛学会では「薬剤の使用過多による頭痛（薬物乱用頭痛）」と併記した用語を使うことにしました。でも、実態は薬物乱用という表現がぴったり来ます。

脳にかなりのダメージを残すので、起こってはならない困った頭痛です。自己流で鎮痛薬を次々と、毎日のように飲んでしまう。最近は麻薬系の鎮痛薬（マイルドオピオイド）が簡単に使用できるようになり、頭痛のメカニズムなどを考えずにただ痛みをとる目的で使用すると、一時的には頭痛が和らぎます。しかし、間違いなく頭痛が慢性化してしまいます。

医師に対し「痛い、痛い」と何回も訴えると、マイルドオピオイドが処方されかねません。その結果起こる薬物乱用頭痛の治療「デトックス」は簡単ではないのです。入院して治療する場合もあります。たとえば片頭痛を患っているお子さんから、「あの薬、僕は大好き。すぐ痛くなくなるからやめたくない」と言われることがあります。そのまま続けると、間違いなくいつか片頭痛は悪化するので、納得していただくために本当に苦労します。「頭痛が毎日起こるようになりました。脳がおかしくなったのではないか、心配です」と、自己流で鎮痛薬を散々飲んだ挙句に病院を受診することになります。病院ではMRIなどの検査をしますが、「脳に異常はありません」で終わってしまいます。

本当はそこからが治療のスタートなのです。

脳の痛みの番人が働かなくなる

最近の研究では、薬物乱用で片頭痛の受け皿(レセプター)に混乱の起こることもわかってきました。片頭痛の人がトリプタンを飲み過ぎても片頭痛の頻度や痛みの程度が強くなり、慢性化します。特に片頭痛でもないときに、いつ痛くなるかと不安になり、予防のために薬を飲み過ぎるのが良くありません。

片頭痛は三叉神経から過剰に放出されたCGRPが脳血管のレセプターに作用し、血管拡張・炎症を起こします。トリプタンはそのメカニズムに働き、三叉神経からの過剰なCGRPの放出を抑えます。ところがCGRPの放出が過剰でもないのに、つまり片頭痛でもないのにトリプタンを飲み過ぎると、CGRPが通常以下に低下することになります。

そうすると脳血管のCGRP受容体は、自ら受容体の数を増やすことによりCGRP低下状態に対応しようとします。その結果、増えてしまったＣＧＲＰ受容体は、三叉神経からのちょっとしたＣＧＲＰの放出にも過剰に反応し、頭痛の頻度が高まることになります。

薬物乱用頭痛には鎮痛薬は効きません。治療法は鎮痛薬の服用をやめることが大原則ですが、なかなかやめられません。「薬物乱用」と呼ばれるゆえんです。

学会でも、「治療薬を強制的に断薬（デトックス）させることが必要か」、逆に「片頭痛予防薬を使いながら、徐々に鎮痛薬を減らすか」、いずれの治療法が優れているかがよく議論されます。

それぞれ、治療法に工夫と努力をするわけですが、多くの専門家の判断では入院治療による「デトックス」派が優勢のようです。

私も入院治療を行うことがありますが、できるだけ外来通院で鎮痛薬の漸減作戦を行います。眠っている「脳の痛みの番人」を何としても活性化させ、痛み調節を自分の脳でできるようにしたいからです。鎮痛薬を飲まない動機づけが必要です。

脳の痛み調節系に良い刺激を与えるために、薬以外の治療法として鍼、ヨガ、運動療法なども行います。前章で紹介した「片頭痛予防体操」「緊張型頭痛体操」は継続することで相当の効果が期待できるので、薬以上に不可欠な治療法なのです。

理想の片頭痛予防薬

理想的な片頭痛の薬とは何でしょうか。片頭痛を完全に予防し、片頭痛を起こさなくする薬です。もちろん、副作用が少なく、薬物乱用頭痛につながらない薬です。そのような画期的片頭痛治療薬の開発競争がいま進んでいます。トリプタン開発を目指して競争した25年前のあの興奮がまた始まろうとしているのです。

今度は予防薬です。片頭痛の抗体療法と呼ばれます。片頭痛の原因物質とされているCGRPのモノクロナール抗体を試験管内でつくり、皮下に注射します。抗CGRP抗体（あるいは抗CGRP受容体抗体）療法と呼ばれています。注射された抗体がCGRPをブロックし、片頭痛を予防するのです。

モノクロナール抗体は特定の物質にのみ作用する抗体で、バイオテクノロジーの最先端の技術で作製が可能になりました。特にがん細胞を標的にしたモノクロナール抗体が薬品として開発され、実際に使用されている薬もあります。モノクロナール抗体の作製法の発明に対して、すでに1984年にノーベル賞が授与されているほどなのです。

米国からの報告の概略をまとめると、合計3000人を超える人を対象とした臨床治験（試験的な治療）で、30％の人の片頭痛が消失し、70％の人は片頭痛の頻度が半分以下になったとされており、画期的です。2018年には米国で新薬として承認される見込みです。

この抗ＣＧＲＰ抗体療法は片頭痛のメカニズムそのものに作用する初めての予防的治療法です。治療薬である抗体はペプチドと呼ばれるたんぱく質で、一般的な薬と比較して大きいため肝臓や腎臓を素通りし負担をかけません。そのため、副作用を起こしにくいのです。作用を終えたペプチドは、細胞内皮系により異物のように貪食（不必要なものを取り込み、消化し、分解する作用）されてしまいます。

私はこの新薬の開発に注目し、日本の患者さんも早く使用できるよう2〜3年前から海外の製薬メーカーと交渉し、日本での臨床治験も２０１６年から始まっています。患者さんからはこんな感想も寄せられています。

「先生、狐につままれたような不思議な気持ちです。あの注射を受けた数日後から、あれだけひどかった片頭痛が起こらなくなりました。これ、何でしょう」

この患者さんには1ヵ月前に抗ＣＧＲＰ抗体を、臨床治験の一環として注射したのです。間違いなく、新しい頭痛医療の時代の幕開けです。それを患者さんとともに目の当たりにしていると思うと、胸が詰まる思いでした。

その後、日本を含めた国際共同治験の結果が２０１７年3月と6月に米国でプレスリリースされました。驚きです。これまで見たことがない画期的な治療効果の発表でした。日本での治験に努力している私は、「日本人にもよく効くのだろうか」「日本の頭痛医療の現

代表的な片頭痛治療薬と注意点

薬品名	主たる商品名	注意点・副作用
片頭痛発作治療薬		
スマトリプタン	イミグラン	頭痛が始まったら早めに飲む
（点鼻薬、皮下注射、群発頭痛にも有効）		
ゾルミトリプタン	ゾーミッグ	頭痛が始まったら早めに飲む
エレトリプタン	レルパックス	頭痛が始まったら早めに飲む
リザトリプタン	マクサルト	頭痛が始まったら早めに飲む
鎮痛薬		
アセトアミノフェン	カロナール	頭痛が始まったら早めに飲む
アスピリン	バファリン	頭痛が始まったら早めに飲む
片頭痛予防薬		
バルプロ酸	デパケン	妊婦には禁忌
アミトリプチリン	トリプタノール	少量投与
プロプラノロール	インデラル	徐脈に注意
ロメリジン	ミグシス	前兆に有効
群発頭痛予防薬		
副腎皮質ステロイド	プレドニン	胃潰瘍に注意
ベラパミル	ワソラン	便秘に注意
持続性片側頭痛薬		
インドメタシン	インテバン	胃潰瘍に注意

場で行われた臨床治験がうまくいったのだろうか」と、心配でした。しかし、２０１７年11月に大阪で行われた第45回日本頭痛学会総会で、米国で解析された日本のデータが詳しく報告された結果は、私の心配をふき飛ばすすばらしいものでした。

日本の臨床治験の成績は極めて優れており、偽薬（プラセボー）は効かず、実薬（抗ＣＧＲＰ抗体）は片頭痛を有意に減少させました。心配な副作用もありません。新薬の承認には、さらに有効性、安全性の確認が必要です。出来るだけ早い時期に画期的な予防薬が開発され、片頭痛患者さんたちの福音になることを願います。

前ページの表に、現在日本で処方されている代表的な片頭痛治療薬と服用の注意点を示しておきました。

第9章　二次性頭痛の基礎知識

耳鼻科、眼科の病気で起こる頭痛が多い

第1章の「二次性頭痛の見分け方」でも触れましたが、片頭痛と間違いやすい二次性頭痛についてあらためて少しお話ししておきます。「二次性」というのは、頭の痛みの原因がもっと別の病気にあるという意味です。病気の症状として起こる頭痛です。時に命に関わるケースもあるので、注意が必要です。

頭痛は「頭部の痛み」と定義されています。

頭部とは首から上の部分を指します。もちろん頭部は脳だけで構成されているわけではありません。脳が頭部に占める割合は約3分の1でしかありません。残りの3分の2は内耳・外耳・中耳、そして鼻腔、副鼻腔、咽頭、喉頭などで構成されています。脳以外の頭部の病気の多くが耳鼻咽喉科の担当となっているのはこのためです。

たとえば副鼻腔炎（蓄膿症）、鼻炎、中耳炎などがひどくなると、かなり強い頭痛が起こります。副鼻腔に細菌が感染して炎症（副鼻腔炎）が起きるとこめかみに頭痛が生じます。この時、体を動かすと、たまった膿が鼻腔を刺激して痛みがさらにひどくなります。「片

頭痛は動くと痛みがひどくなる」というのが大きな特徴ですが、副鼻腔炎の可能性もあるわけです。仮面をかぶった頭痛は、正体を見抜くのが難しいのです。眼窩や口腔なども、もちろん頭痛の発生源になります。

多くの患者さんが、頭痛以外に「濃い鼻水が出て頭痛がする」、あるいは「目がすごく疲れて頭痛がする」といった症状を訴えて、耳鼻科や眼科を受診します。

私の診察室にも、よくこんな患者さんがいます。診察をしていて緊張する場面です。

「先生、今朝から左の目の奥が膨張したみたいに頭が痛みます」

顔色も悪い。見るからにつらそうです。

「膨張？　初めての症状ですか？　それとも前にもそういった頭痛が起きたことがありました？」

これまで経験したことがない、初めての頭痛と言われた場合、これまでの頭痛とどう違うのか、その区別を理解することが極めて重要です。

「こんな症状は初めてです。頭部の左半分だけの頭痛です。左目が霞んでよく見えません」

こういう時は、両目をつぶったまま下を見てもらい、眼圧を確認します。角膜を圧迫しないように、患者さんのつぶった目の上からそっと指先で押します。

「左目の眼圧が高いですね。これは急性緑内障です。痛かったでしょう。吐き気もあったでしょう。今すぐ眼科を受診してください。紹介状を書きます」

緑内障は、眼圧（眼内の圧）を正常に保つため目の中を循環している液体（房水）の流れが、さまざまな原因で鬱滞し、眼圧が上昇して視神経を圧迫することで引き起こされます。ほうっておくと失明の危険もある病気です。とくに、急性緑内障は症状の進行が早く、目の霞みや痛みのほか、頭痛、吐き気が起こり、数日で失明することすらあります。

ズキンと急に痛む大後頭神経痛

頭蓋骨の外でも強い頭痛が起こることがあります。

「先生、昨日の夜から鋭い頭痛がするのです。頭の中で何かが切れたような感じです。ズキーンと、強い走るような頭痛が何回も続いています。左側の後頭部です。こんな頭痛は初めてです」

診察室に駆け込んで来たのは、64歳の男性です。

「痛みはズキーンと鋭いのがくるのですね。ズキーンという痛みがくるのは断続的ですか？　ズキーンときて、しばらく休んで、またズキーンですか？」

と、聞いてみます。患者さんから、

「その通りです。痛みは断続的ですが、ズキーンとくるその一瞬は顔をしかめるほどです」

こう聞くと、診断がつきます。

後頭部の髪の生え際の、耳の後ろからやや真ん中より。そこに大後頭神経の圧痛点があります。そこを押すと、男性の体がビクンッと跳ねます。

「あっ、そこッ！　そこが痛みます」

これは間違いなく大後頭神経痛です。

大後頭神経痛は、頭の後方、正確には髪の毛の生え際から頭のてっぺんにかけてズキーンと走る痛みです。神経がウイルスに感染して炎症を起こし、それが原因で発生する痛みです。

大後頭神経は頭蓋骨の外、皮下組織にあるのですが、その痛みは、あたかも頭の中の血管でも切れたかのように強く感じて、患者さんは不安になります。

消炎鎮痛剤を飲むと、簡単に治まります。

一方、頭の後ろではなく、顔面に痛みが走るのが三叉神経痛です。これは顔面の知覚神経である三叉神経の付け根を血管が圧迫することで起きる痛みです。鋭く、激しい痛みが特徴です。三叉神経痛は薬による治療が有効なこともありますが、頭蓋内で三叉神経が血管により圧迫されて起こることも多く、その場合には脳外科的な手術で圧迫を解除します。

雷鳴頭痛が初期症状のくも膜下出血

突然、激しい頭痛に襲われて、「脳出血かもしれない」、「脳腫瘍かなにかでは」と外来で不安を口にする患者さんも多いのですが、実はその可能性はそれほど高くありません。症状が頭痛だけという脳腫瘍は「ゼロ」とは言えないにしても極めて少ないのです。

命に関わるような脳の病気では、頭痛があるにしても、それよりも脳の病気で生じる手足の麻痺、歩行障害、言語障害、ものがダブって見えるなどの症状が最初に起こることが多いからです。

脳の病気で頭痛が起こる原因は、脳出血では血管が破れるため、脳梗塞では血管が急につまるため、脳腫瘍や硬膜下血腫は大きくなった腫瘍や血腫が周りの髄膜を圧迫するためです。頭痛と同時に脳の障害による症状も出るのが特徴です。脳の病気を見逃さないコツは、頭痛よりもその他の脳の症状ということになります。

ただし、くも膜下出血は例外です。

頭痛だけが初期症状であることが少なくないのです。放っておくと意識がなくなり、ほかの症状の有無がわからなくなってしまうこともあります。

二次性頭痛で危険な頭痛の代表は雷鳴頭痛です。その名の通り、突然、雷に打たれたような強い頭痛が起きます。しかも、1分未満で痛みの強さがピークに達し、5分以上続くとされています。医学用語でいう「雷鳴頭痛」とは、突然にくる激しい頭痛の総称ですので、一次性頭痛の場合に使うこともあります。しかし、突然起こり生命の危険のある頭痛は二次性頭痛が多く、その代表が脳動脈瘤破裂によるくも膜下出血の頭痛です。

脳に突然起こる病気は脳の血管に関係する場合が多く、なかでもくも膜下出血は早期発見と治療が必要です。動脈瘤は太い血管壁の一部がこぶのようにふくらんだもので、血管の壁が薄くなったところが破れやすくなります。脳の表面は3層の膜（硬膜、くも膜、軟膜）で覆われて保護されています。動脈瘤は脳の表面にできやすく、破裂すると出血がくも膜下のスペースに拡がります。大量の血液で圧迫されると脳は機能障害におちいり、意識がなくなります。動脈瘤からの出血を早く止めれば脳の障害は少なくすみ、命は助かります。

今まで経験したことのない、突然の激しい頭痛で、「こんな頭痛は初めて」と思ったら雷鳴頭痛を考えてください。一刻を争いますので、すぐ救急車を呼びましょう。同様の病気としては、解離性動脈瘤などがあります。いずれも危険な「超」悪玉頭痛です。

入浴頭痛の雷鳴は善玉

ところが、雷鳴頭痛の中にも善玉の頭痛があります。入浴頭痛が有名です。

「先生、昨日は本当にびっくりしました。お風呂に入ろうとして、いつものように熱めのかけ湯をしたとたんに、左の後頭部にひどい頭痛がしたのです」

そういって私に相談したのは54歳の女性です。

「突然ですか？」

「そうなのです。ズキーンとか、ガーンとか。とにかく、突然、頭を打たれたような感じでした。いつもの片頭痛とはまったく違うのです。すぐ浴室から出て、横になっていたら5分くらいで治まりました。そのまま寝ていたせいか、今日はすっきりしています」

入浴に伴う突然の頭痛「雷鳴頭痛」は根来清博士が山口大学に在任中、２０００年に世界で初めて報告しました。その後に台湾、欧州からの報告が続きました。

ほとんどは入浴前にかけ湯をしたとたんに、あるいは浴槽に体を沈めた直後に起こると報告されました。東洋人の場合が多く、入浴の習慣に関係した頭痛ともいわれています。また閉経期の女性が多いことから、女性ホルモンとの関係も考えられました。片頭痛の経験者の約3割に見られたことから、片頭痛が時々姿を変えて雷が落ちるような頭痛として現れている可能性もあります。

入浴頭痛の他にも良性の雷鳴頭痛は、労作性頭痛、性行為に伴う一次性頭痛、かき氷頭痛などたくさんあります。これらは一次性雷鳴頭痛と呼ばれています。

性行為の最中に激しい頭痛が急激に起こり、「くも膜下出血じゃないか⁉」と、真っ青になって病院に駆け込んで来る患者さんも少なくありません。

「雷鳴頭痛に気を付けろ」は大切なポイントですが、一方で、善玉頭痛の場合もあることを忘れないでください。

善玉の雷鳴頭痛は血管の収縮で起こる？

突然起きる激しい頭痛のメカニズムについて、まったく新しい学説が発表されました。従来の考え方を覆すような考えです。

可逆性脳血管攣縮（れんしゅく）症候群（Reversible Cerebral Vasoconstriction Syndrome）です。メイヨー医科大学のデイビッド・ドーディック博士らによって提唱されました。突然起きる激しい頭痛の原因は脳の血管の一部の攣縮かもしれないという説です。

血管攣縮というのは、血液を流すパイプのような血管の一部が突然に収縮することです。血液の流れる管の一部分が細くなります。心臓の栄養血管の冠動脈が収縮し、狭心症を起こす状況に似ています。「心臓は冠動脈が収縮して痛む」ことはよく知られています。

逆に、「脳は血管が拡張して痛む」と我々は信じてきました。しかし、「脳の血管も時には心臓のように、収縮して頭痛を起こすことがある」となると、頭痛は血管が収縮しても拡張しても起こることになります。これは、治療法にも影響する重大事です。

片頭痛の研究者たちはこれまで、脳血管攣縮はくも膜下出血などで起こると考えてきました。我々が驚いたのは、その血管攣縮が片頭痛のような善玉雷鳴頭痛にも起きたということです。この重大な発見は、ひとえに検査法が進歩し、脳の血管が簡単に観察できるようになったおかげです。でも、それでさらに脳の不思議が神秘的になったことも事実です。

私は、頭痛のメカニズムの奥の深さを改めて痛感しました。脳血管と片頭痛のメカニズムとの関係について研究してきましたが、「そう簡単ではない。されど頭痛だ」と実感し、研究を進める励みを得ています。

第10章　頭痛予防の生活習慣

薬よりよいのは、片頭痛の誘因を減らす生活リズム

「片頭痛の原因は何ですか？　治りますか？　頭痛が起こらないようにする方法はありませんか？」

第2章でも書いたように、患者さんから一番よく受ける質問です。本書では、この質問にいろいろな角度から答えてきました。第2章では次のように説明しました。

片頭痛は遺伝的な病気の一つですが、多因子遺伝、すなわち体質の遺伝です。受け継いだ遺伝子だけでは発症しない、生活習慣、環境の変化などが引き金となって片頭痛が起きている……。

同じ多因子遺伝である高血圧や糖尿病と同様に、生活習慣の管理が重要になるのです。片頭痛も発症を予防し、痛みが起こらなければ治ったことになる。本章では、頭痛予防に効果のある生活習慣についてご説明しましょう。

まず、私が診てきた患者さんが行っている「片頭痛を防ぐ」ためのさまざまな努力、セルフケアをご紹介します。

多くの患者さんが願うのは、「できるだけ薬は使いたくありません」というものです。ところが一方で、「あっ、片頭痛が起きそうだなと思うと、その時に何とかならないかと悩んだあげく、結局は痛みを予防したいなと思って、すぐ鎮痛薬に手が出てしまうのです」という患者さんも少なくありません。

「あのつらい頭痛がいつまた来るのかという強い不安」との葛藤で、負の連鎖が起こってしまっている、と悩んでいる人が多いのです。

けれども、薬以外で解決策を模索して、成功している人もいます。

予防の第一歩は、何が自分の片頭痛の引き金になっているかを知ることです。さまざまなことが片頭痛の引き金、あるいは誘因になっています。

生活習慣で言えば、睡眠不足、あるいは不規則な睡眠時間、食事、ストレスなどが誘因です。さらに、ホルモンバランス、環境因子である天候（気圧、温度、湿度など）、光、音などが密接に関係するのです。

患者さんたちは、一体どのように対処しているのでしょうか？

「寝過ぎると頭痛になることがあるので、寝過ぎないよう気を付けています」

「休日も平日と同じ時間に起床するようにしています。毎日の睡眠時間をできるだけ均一にしています」

「目の疲れから首こり・肩こりにつながるので、夜はパソコンやスマートフォンをできるだけ見ないようにしています」

「毎朝、体操、最近はジムで教わった太極拳やヨガをするようにしたら、片頭痛がなくなりました。自分の体のリズムが一定になった気がします」

休日の寝過ぎなど、生活リズムの変化で「週末片頭痛」が起こりやすいことは、第2章でもお話ししました。体のリズムの中枢のセロトニンの活動が追い付かないと片頭痛が起こりがちなのです。

休日の寝過ぎを控え、心身がリフレッシュされることをするのはとても有効です。もちろん、仕事のストレス、負担をため込んで休日を迎えないことも片頭痛予防には大切です。ご紹介した頭痛体操、太極拳やヨガなどで心身のリズムを一定に保ち脳に良い信号を送ることが片頭痛予防の極意だと思います。腹式呼吸で体の血行をよくする、ゆっくりした運動などもぜひ試してみてください。

空腹を我慢すると片頭痛に

続いては、食事に関してです。患者さんの話を紹介しましょう。

「空腹を我慢していると片頭痛が起こる気がします。空腹を我慢しないように努めています。もちろん食べ過ぎもしません」

「アルコールを飲むと頭痛になることが多いので飲酒の頻度は少なくしています」

「赤ワインやポリフェノールを含む食品は避けています」

片頭痛に悩む方の中には、アルコール、とくに赤ワインがダメという方が少なくありません。

ただし、この患者さんのように勘違いしている人も多いのですが、赤ワインに含まれ、血管内皮細胞保護作用のあるポリフェノールは片頭痛の誘因ではないのです。赤ワインが片頭痛を引き起こすのはワインに含まれているチラミンが血管に作用するためというのが定説です。

さらに言えば、患者さんの頭痛ダイアリーを見ていると、

「忙しい一週間だった。金曜の夜にワインを飲んだら、土曜にひどい片頭痛」

といった記述がよくあります。

ワイン以外にも、ひどい片頭痛を引き起こす可能性のあるのが、週末であり、緊張からの解放です。三つのうち、いったいどれが、片頭痛の一番の原因かはわかりません。それぞれが片頭痛を起こしやすく、もちろん相乗作用も考えられます。

体によいポリフェノールが含まれているとはいえ、週末のワインは、ほどほどにした方

がよいでしょう。

食べ物が片頭痛に関係するかについては、これまでに膨大な研究があります。その中で、確実とされているのは、意外なことに、空腹を我慢すると片頭痛が起こりやすい、というものです。血糖が下がることが誘因になるのです。脳内の片頭痛の震源地である視床下部には、空腹・満腹中枢がありますから、片頭痛との関係も密接です。視床下部は自律神経の中枢で、かつホルモン中枢の脳下垂体と連結しており、睡眠やストレス、体のリズムとは一心同体です。

また、欧米で「チャイニーズレストラン・シンドローム」という言葉があるように、中華料理が片頭痛の発症につながるのではないか、という説があります。グルタミン酸ナトリウム入りの調味料が中華料理店ではよく使われることから、これが頭痛の遠因となるのではないかと言われています。ただし、日本で味付けに使われる量は欧米に比べて極めて少量ですし、そもそもグルタミン酸ナトリウムが頭痛の原因になるという説にも私は懐疑的です。

食べ物と片頭痛との関係についても多くの研究がありますが、確実なのは赤ワインが頭痛につながりやすい、ということくらいだと私は考えています。

気候や環境と片頭痛

続いて、気候や環境との関係です。

「台風や低気圧が近づくと具合が悪くなるため、天気予報に注意して、気圧が下がり天候が悪そうなときは無理のない予定を組むようにしています」

「太陽の光が頭痛の原因になるので、運転中はサングラスをかけ、外出中もなるべく日陰にいるようにしています」

「クーラーの風などが直接あたるところはできるだけ避けます。外出の際は着替え、タオル、羽織るものなど、温度調節ができるものを持って出かけます」

片頭痛対策には、気候や環境の変化への細やかな注意も必要です。台風が接近してきたとき、つまり気圧が変化したとき、体もリズムが変化したと感じてしまうのです。

光が片頭痛を起こすことはすでに書いてきました。予防にサングラスが必須な方も少なくありません。逆光のように光の強さが片頭痛の誘因になることに加え、色の違いも関係します。最近の研究でも、片頭痛には「緑」が最も優しいことが明らかにされました。蛍光灯の白色光は片頭痛を悪化させ、逆に緑色は片頭痛を和らげるという科学的データが2015年に報告されています。

片頭痛に悩んだ芥川龍之介も、緑色に安らぎを感じていました。

色と片頭痛との関係についての研究は日本も先端を走っており、新しいサングラスの工夫も考えられています。

頭痛が始まった時の対処はどうするか

頭痛が始まった時の対処はどうしたらよいでしょうか？

患者さんはいろいろな工夫をしています。

「頭痛の時、氷で頭を冷やすとラクになるので、冷やせる時はほとんど冷やしています」

「頭痛になった時は、後頭部や首の痛むところを固い物で押すと痛みが紛れます」

「後頭部の痛む部位にキンカンを塗り込んで、少しでも痛みを紛らわします」

「頭痛の気配を感じたら、濃いめのコーヒーを飲みます」

「柔軟剤などは香りの弱いものを選びます」

「ネックレスなどのアクセサリー、腕時計、帽子、ストールなどは極力身に着けません」

「襟元がつまった服やタートルネックは頭痛をひどくするので、着ません」

「髪を結んでいると頭痛がひどくなるので、様子をみながらにします」

「サウナや熱めのお風呂に入らないようにしています」

頭部の痛む部位を冷やすというのは、世界共通のようです。２０１７年９月にカナダのバンクーバーで国際頭痛学会が開催され、患者さんの意見を聞くシンポジウムがありました。その中で印象的だった患者さんの片頭痛軽減法は「とにかく、氷をかきあつめ痛む部分を冷やし続ける」ことでした。冷やして片頭痛の進行を阻止する、そして脳に強い冷刺激を送って痛みを紛らわす、ということでした。

ただ、この逆もあるといわれています。片頭痛が進むと脳の反応が敏感になります。ちょっとした刺激が痛みを増幅する「アロディニア」という現象が起こるのです。「片頭痛のときは髪の毛をとかしても頭痛がひどくなります」という声もありますが、あらゆる感覚が敏感になります。アクセサリー、熱めのお風呂などを避けることは理にかなっています。サングラスなどの光刺激対策は、予防のみでなく頭痛が始まってからも重要です。

小児が学校で片頭痛発作を起こした場合は、保健室で1時間でも寝かせてあげるのがベストです。頭痛はなまけ病と決めつけて、「校庭1周走ってこい!」などと言うのは禁忌です。このように、何とかあのつらい頭痛を予防したい、軽くしたい、できたら薬を使わずに済む良い方法がないだろうかと皆さんが知恵を絞っています。我々、医師側の考えも同じです。

包括的なチーム医療の可能性

片頭痛を生活習慣病としてとらえると、チーム医療、多職種の医療スタッフによるアプローチの意味が見えてきます。現代の生活習慣の中には、いくらでも片頭痛の誘因がありそうです。カウンセリングによる心理的なコントロール、ヨガによる心身のマッチング、頭痛体操や鍼のツボから脳に良い刺激を送るなど、医療としてもさまざまな努力が行われ、結果が出始めています。

薬ばかりが治療法ではないことは明らかです。私が勤務している埼玉国際頭痛センターでは片頭痛の治療にチーム医療方式を取り入れています。

生活指導(作業療法士)、カウンセリング(心理士)、ヨガ(ヨガ・インストラクター)、鍼(鍼灸師)、体操・運動療法(理学療法士)、服薬指導(薬剤師)、自己注射指導(看護師)といったことを専門とするメディカルスタッフが片頭痛の患者さんと向き合い、予防療法に取り組んでいます。

片頭痛は視床下部から始まり、慢性化すると、痛みマトリックスが作る記憶回路に負の連鎖が起こってしまいます。要は、視床下部や痛みマトリックスに快適な刺激を送ることができればよいはずです。そのためにどうしたらよいかを皆で考える必要があります。

片頭痛の誘因に反応しないようにするにはどんな工夫があるか、患者さんと医療チームとでもっと意見を出し合います。特に患者さんの経験談が貴重です。我々の頭痛センターでは月に1回、頭痛教室・ぴあ（カフェ）を始め、もう47回になります。患者さんの「声」がどんどん「形」になってきています。全国でも同様な活動の気運が高まってきました。患者さんと医師とで「片頭痛の悩み解消」に挑戦する共同戦線です。

片頭痛からの卒業

日本の片頭痛人口は子供も含めるとほぼ1000万人で、そのうち7割以上が家庭、仕事、学校生活に支障をきたしており、社会的、経済的損失は多大です。2005年に京都で開催された国際頭痛学会でもそのことが議論されました。

日本で1年間に片頭痛により生産性の低下を被った結果生じた経済的損失は約3000億円超とも報告されました。当時は、明石海峡大橋1本分に近い建設費、あるいはジャンボジェット10機分の購入費に相当しますと、報告されたのです。国民病といってもおかしくありません。

当時から脳卒中センター、神経センター、長寿センターのように国立の頭痛治療センターがあってもおかしくないと思っていた私は、国による完成を待っていることができず、埼玉精神神経センターの丸木雄一理事長のもとに、「埼玉国際頭痛センター」を2010

年に立ち上げました。大学の教授退任のあとに始めた仕事です。科学的に根拠のある治療法は何でもできる頭痛センターをめざしました。薬による治療以外の治療法も試みており、多くのメディカルスタッフが参加してくれています。さらに、頭痛に特化したクリニック「東京頭痛クリニック」（東京・渋谷区）が２０１５年にはじまり、私どもとの協力体制もできました。

頭痛医療はどうしたらよくなるか、私が日本頭痛学会理事長のときスタートさせた頭痛教育施設の充実、頭痛専門医の育成プログラムなどの構想がいま前進しています。医師が中心の日本頭痛学会と、医師以外の一般の方も参加する日本頭痛協会とが両輪となっています。

私は、夢の片頭痛予防薬は片頭痛のワクチンだと思っています。ワクチンは人の体内で抗体、免疫、抵抗力をつくる予防法です。その意味で頭痛体操も、片頭痛に対して抵抗力をつくるワクチン治療です。もちろん、片頭痛の原因物質のみをブロックするモノクロナール抗体の作製が米国で成功し、佳境に入った製薬会社の予防薬開発競争にも大いに期待しています。

脳の科学者たちの研究心は貪欲です。それでも、片頭痛やその他の頭痛のメカニズムの研究はいまだに「複雑さに挑む科学」です。片頭痛のメカニズムの当面の主役はセロトニン、三叉神経、CGRPとしても、片頭痛はそれだけで起こるほど単純なものなのか。片頭痛の脳は気圧がちょっと下がっただけで反応し、閃輝暗点が生じ、頭痛がひどくなると寝込んで、激しく嘔吐さえする。前兆から頭痛にかけての脳血流にはダイナミックな変化が起こることもわかりました。片頭痛の脳ではもっと未知なことが起こっているのではないか？　そのように考えている科学者も少なくありません。

片頭痛の序曲は何なのか？　これまで述べてきたように、脳のリズムの変化や、セロトニンの放出と枯渇だけで片頭痛が起こるのか。脳には神経細胞が140億個もあり、それらを連結して脳機能のネットワークがつくられています。セロトニン以外の数多くの神経伝達物質も脳の機能に重要です。

片頭痛を起こすジェネレーターがどこかにあるのではないか？　片頭痛の回数がどんどん増え慢性化するメカニズムはなにか？　脳の痛みの番人（痛み調節系）として、セロトニン以外にどんな物質が、どんな役割をはたしているか？　そもそも、低気圧などの天候の変化で起こる片頭痛を予防する方法はないのか？

まだ解明されていないことがたくさんあります。

片頭痛の慢性化を予防する頭痛体操を思いつき、体操で圧痛点が劇的に消失したことや、慢性片頭痛が軽くなったことはうれしい発見でした。慢性片頭痛を予防するのに、薬を使わなくても、ストレッチ信号のような良い信号を脳へ送ればよいということは、他分野の専門家によるさまざまなアプローチの可能性に門戸が開放されたということです。脳の痛みマトリックスの正体も科学的に明らかにされ、痛みの研究は、ますます進歩しています。

皆さんの「片頭痛からの卒業」が見えているのです。

おわりに

本書では「頭痛体操が百薬の長」だということを強調しました。片頭痛予防体操や、緊張型頭痛体操についても解説しました。なかでも片頭痛予防のために開発された体幹を軸にコマ回しするような体操は、究極の片頭痛予防法です。片頭痛の研究を続けながら、患者さんのお話からヒントを得て私が考えに考えて開発した方法です。この体操は単なるリラックス体操でありません。片頭痛の圧痛点から脳の片頭痛回路に善玉のストレッチ信号を送り、片頭痛を予防する体操であると説明しました。

さらに、片頭痛は動くとつらい頭痛なので発作中の体操は禁止です。ちょっと体操してみて頭痛がひどくなったらすぐにやめ、トリプタンのような片頭痛に効く薬を飲む。そういった片頭痛対処法として最適な手順もわかってきました。

緊張型頭痛には「肩回し体操」が良いこともわかりましたが、残念ながら群発頭痛には自分でできる予防法が見つかっていません。群発頭痛の期間中はアルコールを飲むと必ずひどい頭痛が起こります。群発頭痛期間中の最低限の自己管理は禁酒です。

日本では、あまりにも片頭痛のつらさが理解されず、有効な対処法も行われていない。何とかその状況を打開したいと考え、私は半生を頭痛の医学、医療の向上に努めてきました。もちろんまだまだ足りないと思い、今も努力しています。頭痛の診療、新薬開発の推進、WHOとの共同研究、国民病としての片頭痛の社会的認知度を高めるキャンペーンなどです。この本を書く動機もそこにあります。

本を書こうと決めてから、1年かかりました。忙しいのにきちんとした本が書けるか不安に思っていたとき、「あなたがよく話している熊野神社に行ってみない?」と妻が言ってくれました。

あの「日本を代表する頭痛持ち」後白河上皇が自分の頭痛平癒を祈念して詣でた紀伊の熊野本宮大社です。「源平盛衰記」によると、後白河上皇は実に34回も本宮を訪れたとされています。

「頭痛の研究者として、確かに一度は行ってみなくては」と、私の仕事の最大の理解者である妻に感謝しました。羽田空港から南紀白浜空港まで約1時間、空港からレンタカーを借りて、約1時間半のドライブで熊野本宮大社に着きました。大きな鳥居の前に縦に長い旗が立っています。そこには、神武天皇の行軍を先導したという三本足の烏（八咫烏）の紋が描かれています。日本サッカー協会のシンボルマークでもあります。勝利に導く縁起の良いカラスにあやかったとの説明が書かれていました。杉木立の中の石段を上ると三つの社殿がならんでおり、そこに広がるのはまわりをすべて森で囲まれた静寂で荘厳な世界でした。

後白河上皇の頭痛平癒祈願の痕跡はどこなのだろうかと、近くの観光協会に飛び込んで聞いてみました。大変親切で地元の歴史研究会に電話して聞いてくれ、「楊枝薬師堂というお堂があります。ここから遠くありません」と教えてくれました。道に迷いながら着いてみると、驚いたことに、その楊枝薬師堂こそ、後白河上皇が柳の大樹を切り倒した後に薬師如来を祀ったお堂だったのです。心臓が高鳴りました。後白河上皇が「頭痛の原因は、上皇の前世の蓮華坊の頭蓋骨を貫く柳の木である」というお告げを聞き、早速に柳を切り、頭痛平癒のために建立した三十三間堂の梁に使ったことは、まぎれもない事実だったのです。

本書では、片頭痛が脳の不思議であることについてお話ししてきました。多くの研究者の精力的な研究努力に私も参加させていただきました。片頭痛の研究が進歩した結果、画期的な新薬が開発されました。また、新しくわかったメカニズムにもとづき、頭痛体操のように薬を使わない予防法も考案しました。そのことが本書を通して読者の皆さんにお伝えできれば幸いです。

頭痛に悩む人やその家族、友人、同僚が頭痛を正しく理解し、正しい対処法で頭痛から解放され、笑顔を取り戻していただきたい。私の切なる願いをこめています。私の研究は常に患者さんとの共同作戦でしたが、これからもそのように続けていきます。そして、世界に引けを取らない頭痛の専門医や研究者が、特に若い世代に増えていることを心強く思います。一人でも多く、頭痛の研究者が増えることを願っています。

片頭痛予防体操の開発には、親友の金子盾三博士（東京衛生病院）から助言をいただきました。友人である加賀孝英氏、講談社の木所隆介氏による協力の結果、この本はやっと書くことができました。

これからも、頭痛の正しい知識がますます普及することが私の心からの願いです。

坂井文彦

講談社現代新書　2478
「片頭痛」からの卒業
二〇一八年五月二〇日第一刷発行

著者　坂井文彦

発行者　渡瀬昌彦
発行所　株式会社講談社
東京都文京区音羽二丁目一二―二一　郵便番号一一二―八〇〇一
電話　〇三―五三九五―三五二一　編集（現代新書）
〇三―五三九五―四四一五　販売
〇三―五三九五―三六一五　業務
装幀者　中島英樹
印刷所　慶昌堂印刷株式会社
製本所　株式会社国宝社
定価はカバーに表示してあります　Printed in Japan

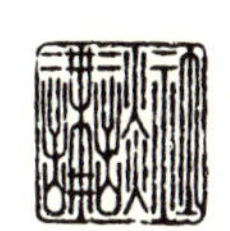

N.D.C. 492　230p　18cm
ISBN978-4-06-511769-9

「講談社現代新書」の刊行にあたって

教養は万人が身をもって養い創造すべきものであって、一部の専門家の占有物として、ただ一方的に人々の手もとに配布され伝達されうるものではありません。

しかし、不幸にしてわが国の現状では、教養の重要な養いとなるべき書物は、ほとんど講壇からの天下りや単なる解説に終始し、知識技術を真剣に希求する青少年・学生・一般民衆の根本的な疑問や興味は、けっして十分に答えられ、解きほぐされ、手引きされることがありません。万人の内奥から発した真正の教養への芽ばえが、こうして放置され、むなしく滅びさる運命にゆだねられているのです。

このことは、中・高校だけで教育をおわる人々の成長をはばんでいるだけでなく、大学に進んだり、インテリと目されたりする人々の精神力の健康さえもむしばみ、わが国の文化の実質をまことに脆弱なものにしています。単なる博識以上の根強い思索力・判断力、および確かな技術にささえられた教養を必要とする日本の将来にとって、これは真剣に憂慮されなければならない事態であるといわなければなりません。

わたしたちの「講談社現代新書」は、この事態の克服を意図して計画されたものです。これによってわたしたちは、講壇からの天下りでもなく、単なる解説書でもない、もっぱら万人の魂に生ずる初発的かつ根本的な問題をとらえ、掘り起こし、手引きし、しかも最新の知識への展望を万人に確立させる書物を、新しく世の中に送り出したいと念願しています。

わたしたちは、創業以来民衆を対象とする啓蒙の仕事に専心してきた講談社にとって、これこそもっともふさわしい課題であり、伝統ある出版社としての義務でもあると考えているのです。

一九六四年四月　野間省一

自然科学・医学

文学

2 光源氏の一生――池田弥三郎
180 美しい日本の私――川端康成 サイデンステッカー
1026 漢詩の名句・名吟――村上哲見
1208 王朝貴族物語――山口博
1501 アメリカ文学のレッスン――柴田元幸
1667 悪女入門――鹿島茂
1708 きむら式 童話のつくり方――木村裕一
1743 漱石と三人の読者――石原千秋
1841 知ってる古文の知らない魅力――鈴木健一
2029 決定版 一億人の俳句入門 長谷川櫂
2071 村上春樹を読みつくす 小山鉄郎
2209 今を生きるための現代詩 渡邊十絲子
2323 作家という病――校條剛
2356 ニッポンの文学――佐々木敦
2364 我が詩的自伝――吉増剛造

経済・ビジネス

趣味・芸術・スポーツ

知的生活のヒント

宗教

政治・社会